ISBN 978-3-662-26828-5 ISBN 978-3-662-28291-5 (eBook)
DOI 10.1007/978-3-662-28291-5

Die „Zeitschrift für die gesamte Neurologie und Psychiatrie“ erscheint in zwangloser Folge, derart daß die eingehenden Arbeiten so rasch wie irgend möglich erscheinen können. Arbeiten, die nicht länger als 1/2 Druckbogen sind, werden im Erscheinen bevorzugt. Eine Teilung von Arbeiten in verschiedene Hefte soll vermieden werden.

Der Autor erhält einen Unkostenersatz von RM. 20.— für den 16seitigen Druckbogen, jedoch im Höchstfalle RM. 40.— für eine Arbeit.

Die Zeitschrift erscheint zwanglos, in einzeln berechneten Heften, die zu Bänden von etwa 50 Bogen Umfang vereinigt werden.

Beiträge aus dem Gebiet der organischen Neurologie sind zu senden an

Herrn Prof. Dr. O. Foerster, Breslau, Hohenlohestr. 11.

Beiträge aus dem Gesamtgebiet der Psychiatrie mit Einschluß der Psychoneurosen an

Herrn Prof. Dr. R. Gaupp, Degerloch bei Stuttgart, Waldstr. 7.

Beiträge aus dem Gesamtgebiet der Erbbiologie an

Herrn Prof. Dr. E. Rüdin, München, Besselstr. 1.

Beiträge aus dem Gesamtgebiet der pathologischen Anatomie an

Herrn Prof. Dr. W. Scholz, München, Kraepelinstr. 2.

Es wird ausdrücklich darauf aufmerksam gemacht, daß mit der Annahme des Manuskriptes und seiner Veröffentlichung durch den Verlag das ausschließliche Verlagsrecht für alle Sprachen und Länder an den Verlag übergeht, und zwar bis zum 31. Dezember desjenigen Kalenderjahres, das auf das Jahr des Erscheinens folgt. Hieraus ergibt sich, daß grundsätzlich nur Arbeiten angenommen werden können, die vorher weder im Inland noch im Ausland veröffentlicht worden sind, und die auch nachträglich nicht anderweitig zu veröffentlichen der Autor sich verpflichtet.

Bei Arbeiten aus Instituten, Kliniken usw. ist eine Erklärung des Direktors oder eines Abteilungsleiters beizufügen, daß er mit der Publikation der Arbeit aus dem Institut bzw. der Abteilung einverstanden ist und den Verfasser auf die Aufnahmebedingungen aufmerksam gemacht hat.

Die Mitarbeiter erhalten von ihrer Arbeit zusammen 40 Sonderdrucke unentgeltlich. Weitere 160 Exemplare werden, falls bei Rücksendung der 1. Korrektur bestellt, gegen eine angemessene Entschädigung geliefert. Darüber hinaus gewünschte Exemplare müssen zum Bogennettopreise berechnet werden. **Mit der Lieferung von Dissertationsexemplaren befaßt sich die Verlagsbuchhandlung grundsätzlich nicht;** sie stellt jedoch den Doktoranden den Satz zur Verfügung zwecks Anfertigung der Dissertationsexemplare durch die Druckerei.

Die Erledigung aller nichtredaktionellen Angelegenheiten, die die Zeitschrift betreffen, erfolgt durch die

Verlagsbuchhandlung Julius Springer in Berlin W9, Linkstr. 22/24

Fernsprecher: 21 81 11.

172. Band. **Inhaltsverzeichnis.** 1. Heft

(Aus dem Kaiser Wilhelm-Institut für Genealogie und Demographie der Deutschen Forschungsanstalt für Psychiatrie in München [Direktor: Prof. Dr. *E. Rüdin*].)

Psychiatrische und neurologische Erkrankungen einer Auslesebevölkerung. Zugleich eine Krankheits- und Begabungsprognose für die Kinder einer Bevölkerungsauslese.

(Aus Untersuchungen in einer gehobenen Durchschnittsbevölkerung. Werkmeister[1]).

I. Mitteilung.

Von

Hermann Ernst Grobig.

Mit 6 Textabbildungen.

(Eingegangen am 1. Dezember 1940.)

I. Teil.

Einleitung und Voruntersuchungen.

1. Durchschnittsuntersuchungen.

Bereits auf einem Vortrag während der 4. Jahresversammlung der Gesellschaft Deutscher Neurologen und Psychiater am 27. 9. 1938 wurde darauf hingewiesen, daß schon seit langer Zeit Untersuchungen über die Psychosenhäufigkeit in der *Durchschnittsbevölkerung* an der Deutschen Forschungsanstalt für Psychiatrie in München stattfinden. Durch diese Untersuchungen wurde die Möglichkeit geschaffen, die Werte, die man in der Nachbarschaft von Psychosen bekam, mit der Häufigkeit der Psychosen in der Gesamtbevölkerung in Beziehung zu setzen. Als die wesentlichsten neueren Arbeiten in dieser Richtung nenne ich hier Arbeiten von *M. Bleuler, D. Boeters, H. Boeters, B. Berlit, K. Brugger, G. Dahlberg* und *S. Stenberg, F. Frimberger, W. Göppel, B. Kattentidt, J. Klemperer, H. Luxenburger, F. Magg, F. Panse, B. Schulz, E. Slater, H. Strecker, E. Strömgren, K. Tröger, G. Wolf* u. a. m. Die Arbeiten von *Brugger, Kattentidt, Luxenburger, Panse, Schulz* und *Slater* schließen sich insofern noch direkt an die psychiatrischen Fragestellungen an, als ihr Material über geisteskranke Personen (Ehegatten von Geisteskranken als Ausgangspersonen) erfaßt wurde. Diese Methode hatte für den Psychiater den Vorteil, unter seinerzeit noch schwierigeren Verhältnissen, verhältnismäßig einfach ein Untersuchungsmaterial in die Hand zu bekommen. Daß hierbei durch die Art der Probandengewinnung eine bestimmt gerichtete Auslese stattfand, ist wohl verständlich. Dieses Material war keine Durchschnittsbevölkerung im idealen Sinne. Auch die Untersuchungen von

[1] Eingereicht zur Erlangung der Würde eines Dr. med. habil. in der medizinischen Fakultät der Universität München.

Schulz an Geschwistern und Eltern von Krankenhauspatienten sind noch an das Krankenhaus gebunden, desgleichen die Untersuchungen von *M. Bleuler*.

Die anderen Arbeiten lösen sich in ihrer Materialgewinnung von dem oben bezeichneten Modus und setzen sich von den vorgenannten Arbeiten dadurch deutlich ab. In welcher Art dies geschieht, mag bei den betreffenden Autoren nachgelesen werden. Soweit es für unsere Überlegungen von Interesse ist, komme ich der Übersichtlichkeit wegen an gegebener Stelle jeweils darauf zurück. Hier mag nur vorausbemerkt werden, daß nach meiner Ansicht auf Grund der Materialgewinnung und der Bearbeitung die Arbeiten von *Brugger* und *Klemperer* den tatsächlichen Verhältnissen in einer Durchschnittsbevölkerung wohl am nächsten kommen.

Die vorgenannten Arbeiten gingen fast alle aus der Deutschen Forschungsanstalt für Psychiatrie in München hervor oder waren zum Teil auf Anregung der *Rüdin*schen Schule ebenfalls auf einer Basis aufgebaut, die einen Vergleich der Ergebnisse untereinander zuläßt. Es sind dieses besonders zwei Untersuchungen aus der Schweiz von *Brugger* und von *M. Bleuler*. Die Wichtigkeit einer derartigen Durchforschung der Bevölkerung zur Erfassung aller Daten, insonderheit der erbbedingten Krankheiten und Anomalien auf geistigem und körperlichem Gebiete, tritt immer klarer zutage. Immer wieder z. B. versuchten schon lange vorher interessierte Kräfte, sich an das Problem eines Gesundheitspasses, einer Form der Erfassung der Gesundheits- und Krankheitsverhältnisse in der Bevölkerung, heranzumachen. Dem Vertrauten werden alle hierbei entstehenden Widerstände und Hindernisse bekannt sein. *Schallmayer* z. B. forderte schon seit 1891 immer wieder die amtliche Einführung von obligatorischen Personalbogen für die gesamte Bevölkerung. Mannigfach war die Art der Vorschläge zur Lösung dieses Problems. Es gehören hier ganz besonders genannt zu werden Arbeiten von *Fetscher*, *Lange*, *Lenz*, *Plate*, *Prinzing*, *Rüdin*, *v. Verschuer*, wobei speziell *Lange* und *Rüdin* die psychiatrischen Gesichtspunkte in den Vordergrund rücken.

Für alle zukünftigen Untersuchungen in dieser Richtung mag hier vorweg gesagt sein und besonders betont werden, daß viele andere Versuche und Arbeiten, oft mit ungeheurem Fleiß und Opfern vorgetragen, deswegen als Einzelarbeit für die Gesamtauswertung unbrauchbar waren, weil die Ergebnisse auf Grund der Art der Materialsammlung, Bearbeitung und Auswertung nicht mit den Ergebnissen anderer Arbeiten vergleichbar waren. Ich verweise in diesem Zusammenhang auf die ausgezeichnete Zusammenstellung aller dieser, die Methodik betreffenden Fragen von *B. Schulz*. Was nützen uns letzten Endes ganze Bibliotheken an sich sehr wertvoller Einzelergebnisse, wenn nicht die gesammelte Energie des Schaffens dem Deutschen Volk wieder praktisch zugeführt werden kann.

Um so größer ist daher das Verdienst *Rüdins* und seiner derzeitigen Mitarbeiter, darin Wandel geschaffen zu haben. Es wurden hier gangbare

Wege gewiesen, die zwar noch vor allen Dingen wirtschaftliche Schwierigkeiten zu überwinden haben, die aber mit staatlicher Förderung uns bald ein Bild von dem tatsächlichen Gesundheitszustand, vor allen Dingen auch von den gesunden und kranken Erbanlagen unseres Volkskörpers geben werden. Hierbei ist es auch ein besonderes Verdienst *Rüdins*, die wissenschaftlichen Untersuchungen aus dem Kreis der Anstalten und Krankenhäuser in das weite Feld der gesamten Bevölkerung herausgetragen zu haben. Die wissenschaftlichen Vorarbeiten für eine erbbiologische Bestandsaufnahme sind gegeben. Die Schwierigkeiten organisatorischer, wirtschaftlicher und vor allen Dingen auch politischer Art waren früher zu groß, als daß damals eine Durchführung im Großen in der Praxis Erfolg haben konnte. Heute besteht ein großer Teil dieser Schwierigkeiten nicht mehr, und wir können auf breiter Basis alle Untersuchungen durchführen, die uns dem Ziel näher bringen. Diese Arbeit soll hierzu ein Baustein sein.

Im Vorhergesagten habe ich mich ganz kurz auf eine Übersicht in großen Zügen und auf einige noch zum Vergleich heranzuziehende Quellenangaben beschränkt, die die bisherigen Untersuchungen der Verwandtschaft Geisteskranker und in der Durchschnittsbevölkerung näher beleuchten können. Sowohl für die psychiatrischen als auch für die rassenhygienischen Gesichtspunkte waren diese Untersuchungen unbedingt nötig und sehr wertvoll. Bisher waren, um das noch einmal klar herauszuheben, im wesentlichen zwei große Bevölkerungsgruppen zur Untersuchung gekommen. Die *erste dieser Gruppen* umfaßte die Erbkranken und deren Sippen. *Rüdins* Arbeit zur Vererbung und Neuentstehung der Dementia praecox, *Hoffmann* über die Nachkommenschaft bei endogenen Psychosen, *Schulz* über die Erkrankungsaussichten der Neffen und Nichten von Schizophrenen gehören hierher. Desgleichen sind hier zu nennen Arbeiten von *Berlit*, *Brugger*, *Juda*, *Lang*, *Leistenschneider*, *Paskind*, *Schulz* u. a. m. Weitere zusammengefaßte Literatur hierzu findet sich bei *Luxenburger*.

Einem Teil dieser Arbeiten, denen ein systematisch gesammeltes Material zugrunde liegt, lag das Interesse nahe, dem Erbgang der einzelnen Erbkrankheiten auf die Spur oder ihm doch möglichst nahezukommen, um auf diese Weise überhaupt die Vorbedingung zu schaffen, mit einer gewissen Sicherheit aus dem Erbgang heraus zu einer vertretbaren Erbprognose zu gelangen. Wie weit diese Bemühungen für die einzelnen Gebiete zum Teil noch vom Ziel entfernt sind, erhellt aus den jeweiligen Arbeiten und kann im Rahmen dieser Arbeit, ebensowenig wie die Gründe, die zum Teil die Zielerreichung bisher verhindern, diskutiert werden. Jedenfalls können wir uns den Luxus nicht leisten, zu warten, bis uns ein genialer Gedanke (es müßten auch wohl mehrere sein) aus *Mendel*schen Gesichtspunkten heraus hilft. Unser Gebot ist die Forderung unserer Zeit! Doch sind die eben erwähnten Arbeiten, die die Aufdeckung des

Erbgangs eines Leidens anstreben, für uns in jedem Falle ein unentbehrlicher kostbarer Schatz systematisch gesammelter Bausteine.

Ein anderer Teil der genannten Arbeiten suchte unter Verzicht auf alle Theorien einfach die Frage zu beantworten: Wie sehen die direkten und indirekten Nachkommen, also Kinder, Enkel, Neffen und Nichten usw. einer bestimmten Gruppe von Erbkranken aus? Um aber diese rein empirisch gewonnenen Ziffern richtig werten zu können, war es nötig, sie mit entsprechenden Ziffern aus der Durchschnittsbevölkerung zu vergleichen. Auf Grund eines solchen Vergleiches ließen sich dann sofort, auch ohne Kenntnis des Erbgangs der in Betracht kommenden Leiden, rassenhygienische Maßnahmen ergreifen. Und so fordern die seit 1933 ergriffenen eugenischen Maßnahmen die erbbiologische Bestandsaufnahme, und es gesellten sich zu den Untersuchungen der ersten Gruppe in den Sippen der Erbkranken bereits die einer anderen hinzu.

Diese *zweite große Gruppe* umfaßt alle Untersuchungen, die sich um die Frage der Belastungsstatistik der Durchschnittsbevölkerung bewegen. Diese Arbeiten wurden eingangs bereits erwähnt. Die ersten Anfänge hierzu liegen ebenfalls sehr weit zurück. Sie standen schon mehr unter direkt eugenischen Gesichtspunkten und waren praktisch eine Fortsetzung der Gedankenreihe eines *Galton*, *Plötz*, *Rüdin*. In neuester Zeit können sich diesen Bemühungen endlich auch staatliche Bestandsaufnahmen in größerem Umfange hinzugesellen. Eine einheitliche Ausrichtung auf Grund ausgereifter Erfahrungen und ein zentraler Erfahrungsaustausch ist hierbei die Voraussetzung zum baldigen Erfolg. Es interessierte ebenso den Psychiater wie auch den Rassenhygieniker, wenn auch teils aus verschiedenen Gründen, zu einem verhältnismäßig erbgesunden Material durchzustoßen. Wie z. B. bei den Begabungsfragen die Spanne zwischen Schwachsinn und Durchschnittsbegabung ganz selbstverständlich bis zu den überdurchschnittlich Begabten erweitert ist, so reizte es uns, diese Spanne für die erbliche Belastung mit Psychosen ebenfalls über die Durchschnittsuntersuchungen hinauszuführen, um so vielleicht zu einem erbgesunden Material zu gelangen.

Bereits die Untersuchungen an Reichsbahnangestellten von *Göppel* weisen in diese Richtung, wenn auch die engere Fragestellung der letztgenannten Arbeit mehr den Wechselbeziehungen zwischen Kropf, Kretinismus und Psychosen galt. Auch war in diesem Sinne eine Untersuchung von Reichswehrangehörigen von anderen Untersuchern geplant. *Göppel* untersuchte die nähere Verwandtschaft (Geschwister, Eltern und Kinder) von 155 Allgäuer Reichsbahnangestellten. Er fand, was bei einem Endemiegebiet für Kropf, wie das Allgäu, verständlich ist, bei Probanden und Probandenanhang ein gehäuftes Auftreten von Kropfträgern, jedoch bei den Probandengeschwistern und Probandeneltern weniger Psychosen als etwa *Luxenburger* und *Schulz* bei ihren Durchschnittsuntersuchungen.

Wenn wir einerseits hieraus ersehen, daß kein ursächlicher Zusammenhang zwischen Kropf und Psychose besteht, wie es auch *Wolfs* Untersuchungen bestätigen, so darf wohl andererseits angenommen werden, daß wir es bei den gewählten Ausgangspersonen *Göppels* gar nicht mit einer Durchschnittsbevölkerung, sondern bereits mit einer biologischen Ausleseschicht zu tun hatten, sicher jedoch mit einer Berufsauslese. Ähnliche Verhältnisse in bezug auf Auslese liegen übrigens auch bei *Magg* vor. In bezug auf die letztgenannten Arbeiten möchte ich vorausnehmend noch bemerken, daß ich die dort gewonnenen Prozentzahlen auf Grund des Untersuchungsganges nicht für Höchst-, eher für Mindestzahlen halte.

Mit unseren vorgesehenen Untersuchungen wollten wir also einerseits die Spanne zwischen krank und gesund, erblich belastet und nicht belastet, vergrößern, andererseits jedoch, und das ist das Wesentliche, Erfahrungen bei einer Bearbeitung dieser Fragen sammeln, aus denen heraus der aufbauenden Rassenhygiene neue Wege gewiesen werden können. Festzustellen, wie ein Auslesematerial in bezug auf geistige und körperliche Eigenschaften beschaffen ist, interessiert besonders auch deswegen, weil wir uns so ein Bild machen können, wie unsere Bevölkerung unter günstigen Bedingungen in bezug auf Freisein von erblichen Belastungen überhaupt aussehen könnte, was wir durch geeignete eugenische Maßnahmen erreichen könnten. Wir kamen somit über die Gruppe um die Erbkranken und Durchschnittsuntersuchungen erstmalig zu unserer *dritten* hiermit in Angriff genommenen Populationsgruppe, der *Gruppe* der *Auslese*. Da derartige Ausleseuntersuchungen bisher nicht vorliegen, mußten wir im Vorhergesagten eine etwas ungewöhnlich umfangreiche Einführung zu unserem Thema vorausschicken, um unsere Arbeit in die bisher erschienenen Arbeiten einzurücken. Wir werden später sehen, daß auch noch andere Maßnahmen nötig waren, um unsere Arbeit mit anderen Arbeiten in Beziehung setzen zu können.

2. *Vorbemerkungen und Begriffsbestimmung.*

Unser zu wählendes Material mußte also, um unsere Erwartungen zu erfüllen, schon von Anfang an eine Auslese nach der positiven Seite hin darstellen, und zwar eine biologische. Wir stellten uns nun zu einem so von uns gedachten Material etwa folgende Fragen:

1. Stellen unsere Ausgangspersonen, die Probanden, eine biologische Auslese dar?

2. Wenn die vorherige Frage mit ja zu beantworten ist, wie sehen dann die Frauen (Probandinnen) dieser Bevölkerungsauslese aus?

3. Wie sehen die Kinder dieser Bevölkerungsauslese aus:

a) wenn ein Elternteil krank oder belastet ist?

b) wenn beide Eltern krank oder belastet sind?

c) wenn beide Eltern gesund oder unbelastet sind?

Dieselben Betrachtungen stellten wir, immer in Bezugsetzung auf die Ausgangsperson und deren Kinder, natürlich auch für ihren weiteren Verwandtenkreis (soweit erfaßbar Großeltern, Eltern, Geschwister, Neffen und Nichten, Halbgeschwister, Stiefgeschwister, deren Nachkommen usw.) an. Es erhob sich nun für uns die Frage, wie wir zu einer einwandfreien, lückenlosen und repräsentativen Auslesereihe kommen sollten. Einige Möglichkeiten der Materialgewinnung habe ich im vorigen Abschnitt bereits gestreift. *Brugger* nennt weitere in seiner Arbeit über Bevölkerungsuntersuchungen. Die verschiedenen Gesichtspunkte, die wir bei der Wahl unseres Ausgangsmaterials zu berücksichtigen hatten, engten jedoch unsere Möglichkeiten bereits erheblich ein.

Vorerst mußte das Material mit den uns zur Verfügung stehenden Mitteln erfaßbar sein. Es mußte einheitlich ausgerichtet sein. Die Ausgangspersonen sollten verheiratet sein, denn wir wollten ja deren Kinder im Erbbild ihrer Sippen betrachten. Die Kinder dieser Ausgangspersonen mußten in ihrem Hauptkontingent bereits in wertbarer Beziehung zum Gefährdungsalter für die in Frage kommenden Leiden und Anomalien stehen. Also durften die Eltern dieser Kinder nur innerhalb eines ganz bestimmten Zeitraumes geboren sein. Um nun den Auslesefaktor zu bestimmen, forderten wir von unseren Ausgangspersonen körperliche Tüchtigkeit und geistige Regsamkeit. Hinzutreten sollte das Emporwachsen auf Grund vorgenannter Eigenschaften aus einer größeren Masse. Den Umstand der Familiengründung setzten wir ebenfalls als Auslesefaktor in Rechnung.

Hierbei stützten wir unsere Überlegungen auch auf frühere Untersuchungen und Erfahrungen in bezug auf die Gattenwahl in der Richtung, daß wir annahmen, daß sich gerne Gleiches zu Gleichem gesellt oder zum mindesten ein simile similibus vorherrscht, wie dies *Conrad* sehr schön bei Schwachsinn und Epilepsie herausgearbeitet hat. Es mögen hier auch die Betrachtungen nachgelesen werden, wie sie *Schulz* in seiner Arbeit über Hirnarteriosklerotikerehegatten für die auszuzählenden Anomalien anstellt. Auch bei *Stumpfl* finden wir in seinen kriminalbiologischen Untersuchungen ähnliche Betrachtungen. Ganz besonders sei auch auf die Arbeiten *K. V. Müller*s hingewiesen. Von besonderem Interesse ist in diesem Zusammenhang seine Schrift über den Aufstieg des Arbeiters durch Rasse und Meisterschaft. Desgleichen befaßt sich *Leistenschneider* in seiner Arbeit über den Heiratskreis der Schizophrenen mit der Frage der Gattenwahl. Ebenfalls kommt *Reinöhl* bei der Behandlung der Vererbung der geistigen Begabung auf diese Fragen zu sprechen, indem er denselben Standpunkt vertritt wie wir. Desgleichen nehmen *Kehrer* und *Kretschmer* hierzu Stellung. Jedenfalls möchte ich den Befund *Kant*s bei Trinkerehen — daß sich die Gegensätze anziehen — nicht mit meiner Auffassung über Auslesegruppen in Einklang bringen. Wie sich das Bild tatsächlich gestaltet, ist, wie wir später sehen werden, außerdem noch von ganz besonderen Umständen abhängig.

Zu Beginn dieser Arbeit hatten wir auch die charakterliche Beurteilung mit in Erwägung gezogen, mußten dann jedoch bei dem schnellen Anwachsen der Arbeit von der weiteren Ausführung von diesem, zwar äußerst interessanten, aber an und für sich schon sehr zeitraubenden und diffizilen Kapitel leider Abstand nehmen. Nach vielen unter vorgenannten Gesichtspunkten angestellten Erwägungen und Kontrollen entschieden wir uns für die Gruppe der *Werkmeister* als unsere Ausgangspersonen (Probanden). Wir erfaßten unsere Werkmeister über das Münchener Adreßbuch. Hierbei mußten wir leider feststellen, daß sich manch einer den Titel Werkmeister zugelegt hatte, der es, oft auch dem Namen nach, niemals gewesen war. Dieser auszuscheidende Teil war zwar irgendwie mit dem Begriff Werkmeister verknüpft, oft zwar nur nominell, entsprach aber nicht dem weiter unten von uns aufgestellten und dieser Arbeit zugrunde gelegten Werkmeistertyp.

Nach umfangreichen Vorarbeiten bekamen wir dann ungefähr folgendes Bild von unserem Werkmeistertyp: Der Werkmeister ist der Führer einer Gefolgschaft, nicht allein auf Grund seiner Vorbildung, sondern er ist in Sonderheit in seiner Gesamtheit als Persönlichkeit der Erste seiner Arbeitskameraden. Es ist sogar nicht einmal nötig, daß ein Werkmeister überhaupt in dem Berufszweig seine organisatorischen und Führereigenschaften entfaltet, den er in seiner Jugend ausgeübt hat. Oft nimmt diese Werkmeisterstellung ein Mann aus einer ganz anderen Berufsgattung ein. Es war auch diese Werkmeisterstellung früher nicht immer etwa von einer Prüfung abhängig, wie dieses z. B. bei der Erringung des Meistertitels durch die Meisterprüfung der Fall ist. Hierdurch ist schon die große Linie gekennzeichnet, die den Werkmeister von anderen Meistern trennt. Zu der Leistung treten Führereigenschaften in entscheidender Weise hinzu und zwar so dominant, daß sie die Berufsgrenzen einfach überspringen können. Als Ideal anzustreben ist natürlich ein ausgeglichenes Nebeneinanderentwickeln von beruflichem Können und Führereigenschaften. Es spart Zeit und Kraft, denn die berufliche Leistung muß durch Fleiß natürlich ebenfalls zu einer führenden erarbeitet werden. Es sei hier noch betont, daß nie die Schulleistung als Grundlage der Beurteilung der geistigen Leistungsbreite der Werkmeister allein von wesentlicher Bedeutung im Rahmen dieser Arbeit angesehen wurde. Die Grundlage dieser Beurteilung mußte folgerichtig immer das Gesamtbild der Leistung sein. Wir haben dieses immer in der Weise gewonnen, daß wir die Schulleistung und die Leistung im praktischen Leben miteinander in Korrelation setzten.

Dann haben wir ferner in Rechnung gesetzt, ob die Leistung des betreffenden Werkmeisters zu der des Vaters eine aufsteigende oder eine absteigende Linie bildet. Ferner wie er sich in seiner Leistung zu seinen Geschwistern verhält, und welche Stelle er im Gesamtbild seiner Sippe einnimmt. Es treten hierbei zu den biologischen Fragen auch soziologische

Gesichtspunkte hinzu. Durch Vermittlung der Deutschen Arbeitsfront, der hierfür unser besonderer Dank gebührt, sind uns außerdem eine große Zahl von gutachtlichen Stellungsnahmen von Fachdezernenten und Wirtschaftsführern zugänglich gemacht worden, die uns in unserer Ausrichtung ebenfalls beeinflußten. Es mag als kurze Skizzierung des Werkmeisterbegriffes angebracht sein, daraus zusammenfassend einiges wie folgt anzuführen:

„Die Erfahrungen lehren täglich, daß nur derjenige sich mit Erfolg als Werkmeister behaupten kann, der außer seinen menschlichen Eigenschaften das notwendige Fachwissen besitzt. Bevor in einem Betriebe jemand Werkmeister wird, findet unter den vorhandenen Kräften eine starke *Auslese* statt. Im Interesse des weiteren Aufbaues der deutschen Wirtschaft kann man den Werkmeister gewissermaßen als Pionier ansprechen, der im Ringen um die Zukunft der Nation an einem wichtigen Platze steht. Das von den Werkmeistern geforderte theoretische Wissen, gepaart mit dem überragenden praktischen Können und langjährige Erfahrung, macht sie zu den wichtigsten Mitarbeitern im Betrieb, dessen reibungsloses Zusammenarbeiten und Gedeihen nicht selten allein von ihrer Arbeitsbeherrschung und Einteilung abhängig ist. In den industriellen Betrieben ist der Werkmeister der Vertreter des handwerklichen Könnens. In vielerlei Fragen hat der Werkmeister im Betriebe als Beauftragter des Betriebsführers zu handeln, z. B. Vornahme der Einstellung und Entlassung der Arbeiter, deren Führung bei der Arbeit, Regelung der Arbeitszeit der Arbeiter nach besonderen Betriebserfordernissen, Regelung des Arbeitsentgeldes und von Sondervergütung für geleistete Arbeiten. Ganz allgemein zu betonen sind die nicht zu entbehrenden initiativen Handlungen des Werkmeisters zur Regelung des Arbeitsvollzuges und bei der Handhabung und Überbrückung organisatorischer Arbeiten überhaupt. Es dürfte bei keinem Leiter irgendeines Betriebes ein Zweifel darüber bestehen, daß der Werkmeister nicht nur einen besonderen Beruf im Rahmen der gesamten Schaffenden bildet, sondern daß dieser Beruf an Wichtigkeit nicht nur keinem anderen Berufe nachsteht, sondern sich sogar über viele Berufsarten hinaushebt. Kein Betrieb von irgendwelcher wirtschaftlichen Bedeutung wird Ersprießliches leisten können, wenn er auf die Tätigkeit der Werkmeister verzichten wollte. Die Werkmeister als fachlich geschulte Mittelsmänner zwischen Theorie und Praxis und als mittlere Befehlsstellen im Betriebe sind überhaupt nicht fortzudenken. Von ihrer Fähigkeit, mit Überlegung, fachlichem Können, gutem Willen und innerem Betriebsinteresse mitzuarbeiten und so in bewußter Betriebsdisziplin an der Verwirklichung des Betriebszweckes mitzuhelfen, hängt außerordentlich viel ab. Die Erfahrung des täglichen Lebens innerhalb eines Betriebes zeigt dabei, daß sich der Werkmeister einerseits von der Leitung des Werkes und andererseits von der Arbeiterschaft als der 100%ig handarbeitenden Gruppe innerhalb der Gefolgschaft klar abhebt. In mittleren und besonders in größeren Betrieben werden den Werkmeistern von den leitenden Inhabern, Direktoren oder Betriebsleitern die Aufgaben theoretisch gegeben und sind dann praktisch von den Werkmeistern durchzuführen. Von den Werkmeistern hängt es ab, daß sie die Aufgaben einzeln und unter sich, und zwar mit der Gefolgschaft praktisch durchführen. Der Erfolg des ganzen Betriebes hängt davon ab, wie die Gruppe der Werkmeister als Mittelspersonen die betrieblichen Aufgaben in die Hand nehmen. In fast allen Fabriken unseres Industriezweiges ist der Werkmeister als ein selbständiger Leiter seiner von ihm zu verwaltenden Abteilung aufzufassen, der nach eigenem Ermessen und nach eigener Erfahrung Entscheidungen zu treffen hat, die den Gang der Fabrikation grundlegend beeinflussen. Die Werkmeisterschaft ist ein wichtiges Bindeglied, welches unter allen Umständen in den Kreis der leitenden Angestelltenschaft hineingehört. Der Werkmeister ist der verantwortliche Willensträger für den technischen Leiter. Die kaufmännischen Erfahrungen sind für den Werkmeister genau so wichtig, wie die technischen Erfahrungen für die kaufmännischen Angestellten. In einem sehr großen Betriebe verrichtet der Werkmeister irgendwelche Handarbeit von Bedeutung überhaupt nicht. Seine Arbeit ist eine Kopfarbeit, die noch dazu häufig hohe Anforderungen an seine Auffassung, seine Entschlußkraft und an seine Verantwortungsfreudigkeit stellt. Sein gutes Vorbild ist von nicht zu unterschätzender Bedeutung für die bedeutende und gewissenhafte Qualitätsarbeit. Die Kopfarbeit der Werkmeister ist nicht hoch genug einzuschätzen und wenigstens so hoch zu bewerten, wie die eines mittleren Büroangestellten. Der Betriebsführer ist auf seine Unterführer angewiesen, ebenso wie der Kommandeur auf seine Offiziere und Unteroffiziere. Und die letzteren stellen im Betrieb unsere Werkmeister dar. Der Werkmeister ist der Unteroffizier und der Feldwebel in der Front der Arbeit."

Diese und ähnliche uns in großer Zahl zugänglich gemachten gutachtlichen Äußerungen beziehen sich mehr oder weniger auf die geistige und praktische Leistungsbreite der Werkmeister und auf ihre charakterlichen Eigenschaften. Es lag jedoch für uns auf der Hand, daß die Gesundheitsverhältnisse dessen, der von früh bis spät eine so große Verantwortung tragen kann, wie sie aus dem Vorhergesagten ersichtlich ist, der ferner auf dem Wege zum Werkmeister bei oft schwerster Arbeit der Erste und der Letzte sein mußte, diesen Umständen angepaßt sein müssen.

Die Kinder dieser Werkmeister (unserer Ausleseprobanden) sollten nun im Verbande ihrer Sippen betrachtet werden. Deshalb bezogen wir außer der Sippe des Probanden selbst auch die Probandenehefrau und deren Sippe in unsere Betrachtung mit ein. Die Probandenehefrau bezeichneten wir als Probandin. Wir hatten somit zwei in sich geschlossene, verschiedene Verwandtschaftskreise als Ausgangspunkt für unsere Untersuchungen.

Allen den von uns im Vorhergesagten gestellten Anforderungen schienen uns am besten die verheirateten Werkmeister zu entsprechen, die für uns ab 1. 4. 36 in München erreichbar waren. Wir wollten nun vorerst auch nicht die Werkmeister einer Branche allein erfassen, wenn auch die Vorzüge der leichteren betrieblichen Erfassung einerseits, die Einheitlichkeit der zu erwartenden Ergebnisse andererseits, verlockend waren. Aus den bisherigen Ausführungen geht bereits hervor, daß innerhalb des Werkmeisterberufes sehr große Unterschiede in der Bewertung des Werkmeisterbegriffes Platz haben können. Hierbei ist es sicher so, daß bei wachsender Größe und Differenzierung der einzelnen Betriebe auch die Wertigkeit der Werkmeister wachsen muß. Da wir jedoch eine branchenmäßige oder gar nach kleinen oder größeren Betrieben vorgenommene Auswahl tatsächlich vermeiden wollten, wählten wir von den Möglichkeiten zur Erfassung unseres jetzt gewählten Materials eben den Weg über das Münchener Adreßbuch, in dem wir Werkmeister ohne Auslese verzeichnet fanden. Wir wollten mit dieser Querschnittsuntersuchung einerseits den direkten Anschluß an die beiden vorher genannten großen Gruppen (Untersuchungen von Erbkranken ausgehend und Durchschnittsuntersuchungen) behalten, andererseits uns aber erst selber das Fundament für andere Untersuchungen — die zur Zeit bereits ebenfalls laufen — bauen. Im weiteren werden wir auch sehen, wie richtig diese Überlegungen auf Grund der reichlichen Vorarbeiten waren. Wir mußten nämlich später sogar noch einen Schritt zurückgehen und unser Material aufteilen, um im Bereiche der nötigen Vergleichsmöglichkeiten zu bleiben, ohne die unsere Arbeit ja nicht auswertbar ist.

In Zusammenarbeit mit der Deutschen Arbeitsfront und mit den Direktionen größerer Werke und Betriebe stellten wir über das erwünschte oder geforderte Alter der Werkmeister folgendes fest: Als durchschnittliches *Mindestalter* für die Bekleidung eines Werkmeisterpostens wurde ein Alter von etwa 30 Jahren angegeben. Es wurde hierbei betont, daß ein Werkmeisteranwärter mindestens 30 Jahre alt sein sollte. Entscheidend für die Einstellung oder Anstellung als Werkmeister ist in jedem Fall die Tätigkeit und Eignung für die Bekleidung eines derartigen Postens und eine mehrjährige Erfahrung auf praktischem Gebiet und in der Menschenführung. Als Höchstalter der Einstellung wurde im Durchschnitt ein Alter von 45—50 Jahren angegeben, während in anderen Betrieben ein Höchstalter nicht festgesetzt war. Im Betrieb noch tätige Werkmeister wurden mit 61, 66 und mehr Jahren festgestellt. Das durchschnittliche Alter der von uns in größeren Betrieben zur Zeit festgestellten Werkmeister betrug 1939/40 43 Jahre.

3. *Materialsammlung.*

Es wurden nun im Adreßbuch die ersten hundert Seiten des 691 Seiten starken Buches durchgesehen, um einen Überblick auf die zu erwartende Probandenzahl zu gewinnen, um dann je nach den Ergebnissen das Material entweder einschränken oder erweitern zu können. Einzuschränken wäre es z. B. gewesen, indem wir jede zweite oder xte Person ausgelassen, zu erweitern, indem wir ähnlich gelagerte Berufsgruppen hinzugezogen hätten. Als solche wären zu denken gewesen: Werkführer, Oberwerkführer, Werkstättenvorsteher usw. Wir fanden nun auf den ersten hundert Seiten des Adreßbuches 232 Personen mit dem Beruf Werkmeister angegeben, hätten also auf diesem Wege die Möglichkeit gehabt, etwa 1600 Werkmeister zu erfassen. Das Adreßbuch gab uns jedoch keine Auskunft über den Familienstand des Betreffenden. Hier half uns nun, wie so oft schon, in anerkennenswerter Weise die Polizeibehörde, indem wir mit ihrer Hilfe aus den Personenstandsregistern die weiteren Daten, wie verheiratet, ledig, Geburtsdaten, Kinderzahl, deren Geschlecht usw, herauszogen. Zu unseren Voruntersuchungen teilten wir der Übersichtlichkeit wegen das Gesamtmaterial vorläufig in 16 Hundertschaften ein. So konnten wir jede Hundertschaft für sich betrachten und gleichzeitig stichprobenmäßig die Zusammensetzung des gesamten Materials durchprüfen. Die Stichproben ergaben im Bereiche des mittleren Fehlers für die betreffenden Hundertschaften fast gleiche Werte.

Um unser Vorgehen zu demonstrieren, zeigen wir an einer Hundertschaft den Untersuchungsgang. Die Werte, die wir für die nächstfolgende Hundertschaft fanden, fügen wir ergänzend lediglich in die Tabellen ein, um so auch die Kontrolle des mittleren Fehlers zu ermöglichen.

Tabelle 1 zeigt den Altersaufbau und die Kinderzahl der 1. und 2. Hundertschaft in ihrer derzeitigen vorläufigen Zusammensetzung. Wir fanden, wie aus der Tabelle 1 hervorgeht, z. B. für die 1. Hundertschaft unter 100 Werkmeistern 4 ledige, von denen einer in die Geburtszeit von 1860 bis 1869 fiel, also mit Sicherheit unverheiratet blieb. 2 Werkmeister fielen in die Geburtszeit von 1900—1909, konnten also noch heiraten. Ebenso konnte ein in die Geburtszeit von 1890—1900 fallender Werkmeister noch heiraten. Verheiratet waren somit von 100 Ausgangspersonen 96. Ihre Verteilung auf die einzelnen Jahrgänge ist aus der Tabelle 1 ersichtlich. Kinderlose Ehepaare fanden wir 17 unter diesen 96. Wenn wir den Nachwuchsausfall durch die ledigen hinzuziehen, so erhalten wir von 100 Ausgangspersonen 21 (17 + 4) Personen ohne legitimen Nachwuchs. Die Tabelle 1 zeigt uns ferner noch eine Übersicht darüber, wie sich die 1-, 2- und Mehrkindehen auf die einzelnen Jahrgänge verteilen. Wir haben in den Jahrgängen 1850—1859 eine Ehe mit 6 und eine mit 9 Kindern. Im Jahrgang 1860—1869 zwei Ehen mit je 1 Kind, zwei mit je 2 Kindern, eine mit 3 Kindern usw. Die übrigen Verhältnisse sind ohne weiteres aus der Tabelle abzulesen. Zusammen haben wir von der 1. Hundertschaft nach den polizeilichen Erhebungen von 96 Ehepaaren 190 Kinder, im Durchschnitt pro Ehe 1,9 Kinder, zu erwarten. Unter den 190 Kindern fand sich ein zweieiiges Zwillingspaar.

In der 2. Hundertschaft hatten 98 Ehepaare insgesamt 182 Kinder. Auch bei ihr fand sich, ebenso wie in der 1. Hundertschaft, ein Zwillingspaar und zwar ebenfalls ein zweieiiges. In der Durchschnittsbevölkerung finden wir auf 80 Geburten eine Zwillingsgeburt. Näheres über die Häufigkeit von Zwillingsgeburten, insbesondere, ob unter irgendwelchen Merkmalsträgern die Zwillinge seltener oder häufiger auftreten als in der Durchschnittsbevölkerung, bringt *Weinberg*.

Die Tabelle 2 zeigt uns in Ergänzung der Tabelle 1 das Höchstalter unserer Ausgangspersonen der 1. und 2. Hundertschaft am 1. 4. 36 und die absoluten Kinderzahlen in den einzelnen Jahrgängen. Ferner ist aus ihr zu ersehen, wie groß der prozentuale Kinderbeitrag der einzelnen Jahrgangsgruppen ist. Außerdem zeigt uns die Tabelle 2 die durchschnittliche Kinderzahl pro Ehe innerhalb der einzelnen Jahrgangsgruppen. Besonders ist hier das Herabsinken der Kinderzahl pro Ehe vom Jahre 1850 bis zum Jahre 1900 zu beobachten. Die letztgenannte

Tabelle 1. Altersklassen und Kinderzahl

Jahrgang	Verteilung der Ausgangspersonen auf die Altersklassen		Kinder-lose Ehepaare	Übersicht über die und ihre Ver-			
	ledig	verheiratet		1	2	3	4
1850—1859	— (—)	2 (1)	— (—)	— (—)	— (—)	— (—)	— (—)
1860—1869	1 (—)	11 (9)	2 (—)	2 (2)	2 (2)	1 (—)	2 (2)
1870—1879	— (—)	32 (30)	3 (7)	4 (7)	11 (7)	8 (5)	2 (3)
1880—1889	— (—)	29 (27)	7 (7)	7 (7)	10 (4)	2 (6)	3 (3)
1890—1899	1 (1)	18 (26)	3 (8)	11 (10)	3 (6)	1 (1)	— (—)
1900—1909	2 (1)	4 (5)	2 (1)	1 (3)	1 (—)	— (1)	— (—)
	4 (2)	96 (98)	17 (23)	25 (29)	54 (38)	36 (39)	28 (32)
	100	(100)					

Die eingeklammerten Zahlen geben die in der

Tabelle 2. Verteilung der Kinder auf die einzelnen Jahrgänge und Ehen.

Jahrgang	Höchstalter der Ausgangs-personen am 1. 1. 36	Absolute Kinderzahl in den einzelnen Jahrgängen	Die ent-sprechenden Ehezahlen	Prozentualer Kinderbeitrag der einzelnen Jahrgänge %	Durchschnitt-liche Kinderzahl pro Ehe
1850—1859	86	15 (9)	2 (1)	7,89 (4,95)	7,50 (9,00)
1860—1869	76	27 (38)	11 (9)	14,22 (20,87)	2,50 (4,22)
1870—1879	66	80 (54)	32 (30)	42,11 (29,67)	2,50 (1,80)
1880—1889	56	45 (45)	29 (27)	23,68 (24,73)	1,55 (1,66)
1890—1899	46	20 (30)	18 (26)	10,53 (16,48)	1,11 (1,15)
1900—1909	36	3 (6)	4 (5)	1,57 (3,30)	0,75 (1,20)
		190 (182)	96 (98)		

Die eingeklammerten Zahlen geben wieder die Werte, die wir in der 2. Hundertschaft fanden.

Jahresbegrenzung entspricht dem Höchstalter der Ausgangspersonen von 36—86 Jahren.

Eingangs hatten wir erwähnt, daß wir zu unseren Werkmeistern als Ausgangspersonen auch die Werkmeisterehefrauen als Ausgangspersonen für ihren Sippenkreis betrachten wollten. Wir hätten also demnach die doppelte Probandenzahl und rein rechnerisch nicht 1600, sondern 3200 Ausgangspersonen zu erwarten gehabt. Wir sahen aber soeben, daß sich unsere 100 Ausgangspersonen in der 1. Hundertschaft z. B. bereits um 4 ledige Werkmeister verminderten, ferner um 17 unfruchtbare Ehen. Bei der weiteren Sichtung des Ausgangsmaterials waren noch andere Gesichtspunkte, auf die wir zurückkommen, zu berücksichtigen, die die Zusammensetzung des Materials verändern mußten. Weitere stichprobenmäßige Überprüfungen aus den übrigen Hundertschaften ergaben fast die gleichen Verhältnisse, wie die aus der Tabelle 1 für die 1. und 2. Hundertschaft ersichtlichen. Aus den Originaltabellen, die den Tabellen 1 und 2 zugrunde lagen, war außer anderem noch jeweils die Aktnummer der Ausgangspersonen (Eltern) und deren Kinder zu der Ausgangspersonen (1. und 2. Hundertschaft).

Kinderzahl der Ausgangspersonen teilung auf die Altersklassen							Zwillinge
5	6	7	8	9	10	11	
— (—)	1 (—)	— (—)	— (—)	1 (1)	— (—)	— (—)	— (—)
2 (1)	— (—)	— (—)	— (1)	— (—)	— (—)	— (1)	— (—)
3 (—)	— (1)	1 (—)	— (—)	— (—)	— (—)	— (—)	1 ♂♀ (1 ♂♀)
— (—)	— (—)	— (—)	— (—)	— (—)	— (—)	— (—)	— (—)
— (1)	— (—)	— (—)	— (—)	— (—)	— (—)	— (—)	— (—)
— (—)	— (—)	— (—)	— (—)	— (—)	— (—)	— (—)	— (—)
25 (10) 190	6 (6) (182)	7 (—)	— (8)	9 (9)	— (—)	— (11)	

2. Hundertschaft gefundenen Werte an.

ersehen, so daß bei einem Ausfall des einen oder des anderen automatisch auch die dazu gehörigen Personen in Ausfall kamen. Wir haben diese Aktnummern usw. der besseren Übersichtlichkeit wegen und um Raum zu sparen, hier fortgelassen.

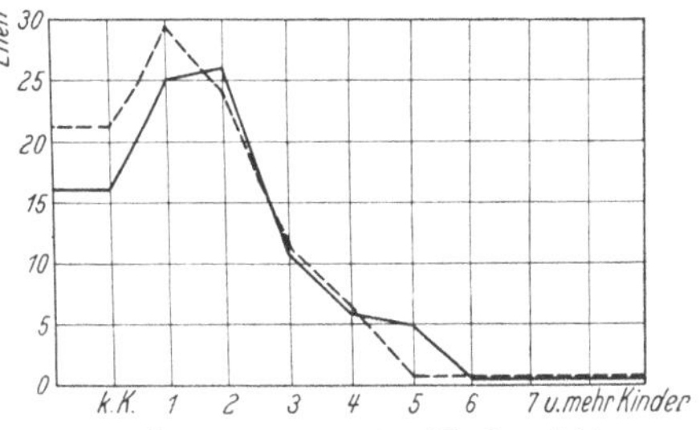

Abb. 1. Übersicht über den Kinderreichtum der einzelnen Ehen.

Die 194 verheirateten Werkmeister der beiden ersten Hundertschaften, die den Tabellen 1 und 2 zugrunde liegen, hatten zusammen 372 Nachkommen. Die Abb. 1 zeigt, wie sich in gleichlaufender Weise für beide Hundertschaften der Kinderreichtum auf die einzelnen Ehen verteilt. Auf der Ordinate ist die Zahl der Eheschließungen eingezeichnet. Auf der Abszisse finden sich die Kinderverhältnisse von 0 Kindern bis zu 6 und mehr Kindern. Die ausgezogene Kurve der Abb. 1 zeigt die Verhältnisse der 1. Hundertschaft, die punktierte Kurve die fast gleichlaufenden Ergebnisse bei einem Kontrollversuch der zweiten. Der Gipfelpunkt, der aus beiden Hundertschaften gewonnenen Kurven liegt zwischen 1 und 2 Kindern, die Zahl der kinderlosen Ehepaare übertrifft bereits die Zahl der Ehen mit 3 Kindern erheblich. Andere Phasen des Kurvenverlaufes sind aus der Abb. 1 direkt abzulesen.

Wir mußten nach dem Vorhergesagten unser Material so scheiden, daß wir die unfruchtbaren Ehen unberücksichtigt ließen, ebenso die Junggesellen, da sie nicht innerhalb der von uns für diese Arbeit gesteckten Grenzen liegen. Es wäre allerdings aus bevölkerungspolitischen Gründen eine Überprüfung der Ursache der Sterilität dieser Ehen von größtem Wert, jedoch liegt diese Frage von unserem Thema zu weit ab, als daß wir ihr in den Voruntersuchungen weiter nachgehen konnten. Nach der Trennung obengenannter Personen von unserem Material kam zu den vorgenannten Überlegungen noch eine weitere sichtungsfordernde hinzu. Da es sich bei unserer Arbeit naturgemäß in der Hauptsache um die Feststellung des Auftretens der großen Psychosen in unserem Untersuchungsmaterial handelte, hatten wir auch ein besonderes Interesse daran, unsere Beobachtungen zweckmäßig auf einen Personenkreis zu konzentrieren, bei dem wir die Möglichkeit hatten, diese Fragen genauestens persönlich kontrollieren zu können. Es ergab sich also, daß mindestens eines der Kinder unserer Ausgangspersonen leben sollte. Weiter sollte mindestens eines der Kinder in dem von uns unter Zugrundelegung der Gefährdungszeiten zu fordernden Alter stehen, wodurch uns eine Stellungnahme zu wesentlichen psychiatrischen Fragen ja überhaupt erst möglich wird.

Da wir auf die Gefährdungszeiten wiederholt zurückkommen müssen, sei an dieser Stelle erweiternd folgendes hierzu gesagt: Bei der statistischen Auswertung eines Materials bedienen wir uns einer besonderen Methode unter Berücksichtigung der Gefährdungszeiten für die einzelnen Erkrankungsarten, um den verschiedenen Altersaufbau eines gesammelten Materials nach Möglichkeit auszugleichen. Wir kommen durch diese Methode zu den sog. korrigierten Bezugsziffern und zu den korrigierten Prozentziffern. Indem wir hierbei die Gefährdungszeiten für die einzelnen Psychosen in Rechnung bringen, gehen wir so vor, daß wir z. B. für Schizophrenie und Paralyse die während des Gefährdungsalters ausgeschiedenen Personen halb, die nach dem Gefährdungsalter ausgeschiedenen Personen ganz in Rechnung setzen. Alle Individuen, die vor dem Eintreten in die Gefährdungsperiode lebend oder tot aus der Beobachtung ausgeschieden sind, werden für die Statistik vernachlässigt. Für einen anderen Teil der Psychosen, wie Epilepsie und Schwachsinn, können wir z. B. so vorgehen, daß wir die jenseits des 10. Lebensjahres ausgeschiedenen Personen einfach ganz in Rechnung setzen. Wir können auch nach den bisherigen Erfahrungen für Epilepsie die Gefährdungszeit von 5—20 Jahre annehmen und bei der Berechnung dann ebenso verfahren wie etwa bei der Schizophrenie. Welchen dieser beiden Wege ein Bearbeiter wählt, ist hier mehr oder weniger seinem Ermessen freigestellt. Es ist jedoch hierzu zu bemerken, daß bei der letztgenannten Methode die Spätepilepsien dann einer besonderen B handlung bedürfen. Wichtig ist nur die Angabe des gewählten Weges für das Verständnis des Lesers.

Mit vorstehenden Methoden gelangen wir zu den korrigierten Prozentziffern. Diese sind Krankheitserwartungsziffern, die uns einen Vergleich der Ergebnisse der einzelnen Arbeiten, unabhängig vom Altersaufbau derselben, unter sich gestatten. Die Methode stammt von *Weinberg* und ist von *Schulz* und *Luxenburger* wiederholt erläutert worden, so daß sie hier nicht näher besprochen zu werden braucht. Die Gefährdungszeiten für die einzelnen hier hauptsächlich in Betracht kommenden

Erkrankungen wurden unter Zugrundelegung aller bisherigen Erfahrungen und Ergebnisse für unsere Arbeiten in der Tabelle 3 niedergelegt.

Tabelle 3. **Für unsere Untersuchungen zugrunde gelegte Gefährdungszeiten.**

	Gefährdungszeiten für:												
	0-5	6-10	11-15	16-20	21-25	26-30	31-35	36-40	41-45	46-50	51-55	56-60	61-x
Schizophrenie				×	×	×	×	×					
Man. depr. Irrs.					×	×	×	×	×	×			
Epilepsie		×	×	×	×	×	×	×	×	×	×	×	×
Psychopathie				×	×	×	×	×	×	×	×	×	×
Hysterie		×	×	×	×	×	×	×	×	×	×	×	×
Kriminelle				×	×	×	×	×	×	×	×	×	×
Oligophrenie		×	×	×	×	×	×	×	×	×	×	×	×
Progr. Paralyse							×	×	×	×			
Mult. Sklerose				×	×	×	×	×	×				
Lues cerebri					×	×	×	×	×	×			
Dem. senilis													×
Paralysis agit.												×	×

Die Erkrankungen und die dazugehörigen Gefährdungszeiten sind direkt aus der Tabelle 3 abzulesen. Unser Interesse war nun dahin gerichtet, einen Personenkreis zu erfassen, der zu seinem größten Teil innerhalb dieser Gefährdungszeiten oder auch darüber hinaus lebte, um die Verhältnisse in diesem Kreis nach Möglichkeit persönlich kontrollieren zu können. Eine Übersicht über die Verteilung der Kinder in Bezug auf ihr Gefährdungsalter zeigt hierzu die Tabelle 4. Die größte Zusammenballung fand sich, grob gemessen, zwischen dem 21.—40. Lebensalter, bei 46—66 jährigen Eltern. *Wir fanden 96 Kinder zwischen 21—40 Jahren, die in diese Hauptgefährdungszeiten fielen.* In der Tabelle 4 finden wir sie in dem hart umrandeten Bezirk wieder. Wir bezeichneten sie als die Kerngruppe (K). Diese Kerngruppe stellte den zahlenmäßig größten Anteil dar. Von diesen 96 Kindern waren 7 sicher schon wieder verheiratet, 7 andere sicher gestorben, wobei „sicher" soviel bedeutet, wie durch die Polizei erfaßbar. An dieser Stelle möge bemerkt werden, daß alle Personen in der Auswertung mit berücksichtigt wurden, ganz gleich, ob sie lebend oder tot aus der Untersuchung ausschieden, soweit sie in die zur Untersuchung gesteckten Grenzen fielen. *Diese 96 Kinder verteilten sich auf 47 Ehepaare. Wir wären somit von 100 Ehepaaren als Ausgangsmaterial auf 47 Ehepaare gekommen, die statt 190 jetzt 96 Kinder hatten.* Die prozentuale Verschiebung der Kinderzahl nach dieser Scheidung pro Ehe wäre durch die Zahl 1,9 zu 2,04 ausgedrückt (96:190 wie 47:96). *47 verheiratete Werkmeister im Alter von 47—66 Jahren hätten insgesamt 96 Kinder im Alter von 21—40 Jahren, 2,04 pro Ehe.*

Das Hauptkontingent der Eltern und Kinder befand sich also zur Zeit der Untersuchung in einem Alter, in dem einerseits bei den Kindern die Krankheitsmanifestation eingetreten sein konnte, andererseits waren die ältesten Personen (66jährige Eltern) immer noch in einem Alter, in dem eine persönliche Konsultation von Erfolg sein konnte. Die 47 Eltern-

Tabelle 4. Altersaufbau und Gefährdungszeiten der Probanden-Kinder in der Voruntersuchung.

Alter der Väter in Jahren	Alter der Kinder in Jahren 0—5	6—10	11—20	21—30	31—40	41—50	51—60	
76—86	—	—	—	— (EK)	6	5 (B)	4	= 15
66—76	—	—	—	3	13	11	—	= 27
56—66	—	3 (A)	8 + 2	25 (K)	40	2	—	= 80
46—56	—	1	9 + 4	27	4	—	—	= 45
36—46	—	5	13	2	—	—	—	= 20
26—36	3	—	—	—	—	—	—	= 3
	3	9	36	57	63	18	4	190

paare der Kerngruppe von 96 Kindern hatten nun jedoch noch, wie aus der Tabelle 4 ersichtlich ist, 2 Kinder zwischen 41 und 50 Jahren. Ferner hatten sie noch 21 (3 + 8 + 1 + 9) Kinder zwischen 6 und 20 Jahren. Diese Verhältnisse sind ebenfalls aus der Tabelle ersichtlich. Wir bezogen nun diese 23 Kinder, da sie ja doch mit zu den zu untersuchenden Familien gehörten, in die Untersuchung mit ein und hatten somit zu *47 Eternpaaren 119 Kinder (96 + 2 + 21) = 3,5 Kinder pro Ehe.* Die Gruppe der 6 bis 20jährigen Kinder, in der Tabelle 4 durch die grobgestrichelte Linie umrissen, bezeichneten wir als Gruppe A. Es entfielen in diese Gruppe A noch 4 Ehepaare mit zusammen 6 Kindern im Alter von 11—20 Jahren, die durch die Kerngruppe noch nicht mit erfaßt worden waren, weil sie keine Kinder in der Altersgruppe der Kerngruppe hatten.

Auch die den Elternjahrgängen 1850—1869 (66—86jährige Eltern) entsprechenden 21—40jährigen Kinder konnten gerade noch in die Untersuchung mit einbezogen werden, wenn auch das Zurückgreifen auf die 86jährigen uns gewisse Schwierigkeiten einer persönlichen Konsultation der Betreffenden erwarten ließ, wie es später die Praxis auch bestätigte. Wir nannten diese Gruppe, der Kerngruppe entsprechend, die erweiterte Kerngruppe (EK). Sie ist in der Tabelle 4 durch den über der Kerngruppe stehenden feinpunktierten Bezirk gekennzeichnet. Wir erfaßten dadurch weitere (0 + 6 + 3 + 13) 22 Kinder von insgesamt 9 Ehepaaren. Entsprechend der Gruppe A zu der Kerngruppe fand sich hier bei der erweiterten Kerngruppe die Gruppe B. Sie ist in der Tabelle 4 durch eine ebenfalls grobpunktierte Linie gekennzeichnet. Es finden sich darin hauptsächlich die 41—60jähigen Kinder, die zum Teil schon mit über die Familien der erweiterten Kerngruppe erfaßt waren. Es verteilen sich in dieser Gruppe neu hinzutretend 2 Kinder auf 2 Ehen, die durch die erweiterte Kerngruppe noch nicht erfaßt waren. Die übrigen 18 Kinder (5 + 4 + 9 + 0) gehören mit zu den 9 Ehepaaren der erweiterten Kerngruppe. 9 Ehepaare der erweiterten Kerngruppe plus der Gruppe B haben so (22 + 18) = 40 Kinder, 4,4 pro Ehe.

Tabelle 5. Kontrollversuch an der 2. Hundertschaft.

Alter der Väter in Jahren	Alter der Kinder in Jahren							
	0—5	6—10	11—20	21—30	31—40	41—50	51—60	
76—86	—	—	—	1 EK	6	2 B	—	= 9
66—76	—	1	2	10	12	10	1	= 36
56—66	—	—	A 4 + 1	14 K	32	4 + 1	—	= 56
46—56	1	1 + 1	8 + 1	27	6	—	—	= 45
36—46	4	8	18	—	—	—	—	= 30
26—36	2	3	1	—	—	—	—	= 6
	7	14	35	52	56	17	1	182

Wenn man die Kerngruppe und ihre Zugruppe A und die erweiterte Kerngruppe und ihre Zugruppe B vergleicht, so kommen wir zu interessanten Zahlenverhältnissen. 47 Elternpaare (Kerngruppe) plus Zugruppe A haben 119 Kinder. Dieses sind die Jahrgänge von 1870—1889. 9 Ehepaare der erweiterten Kerngruppe plus der Zugruppe B haben 40 Kinder. Dieses sind die Jahrgänge 1850—1869. *Den Jahrgängen von 1850—1869 mit 4,4 Kindern pro Ehe stehen die Jahrgänge 1870—1889 bereits mit 2,5 Kindern pro Ehe entgegen.*

Von unseren ursprünglichen Ausgangspersonen waren wir im Verlauf der Untersuchungen und Überlegungen nun zu folgenden Abstrichen gekommen: Von 100 Werkmeistern waren 4 ledige abzuziehen. Von diesen 96 Personen waren 17 kinderlos. Es verblieben somit 79. 17 Ehepaare mit insgesamt 23 Kindern der Jahrgänge 1890—1909 hatten einen Nachwuchs, dessen Alter zu weit von unseren Gefährdungszeiten entfernt lag, um mit Erfolg bearbeitet werden zu können. Wir schalteten aus diesem Grunde die Jahrgänge von 1890—1909 für unsere Untersuchung vollkommen aus. Bei diesen Jahrgängen sank die prozentuale Beteiligung der einzelnen Ehen auf 1,4 Kinder pro Ehe. *Wir waren somit nach Abzug dieser 17 Ehepaare mit 23 Kindern zu 62 Ausgangspersonen gekommen mit einer Gesamtkinderzahl von 169 Kindern.* Wir hatten unsere Kerngruppe durch die erweiterte Kerngruppe nach rückwärts vergrößert und sie jeweils durch die Zugruppen A und B sinngemäß ergänzt. Wir bezogen durch die A- und B-Gruppen große Teile der Vor- und Nachgefährdungszeiten in die praktischen Untersuchungen und Überlegungen ein. Es sollten also jetzt alle zwischen 1850 und 1889 geborenen verheirateten Werkmeister mit 1 oder mehr Kindern zur Untersuchung kommen. *Die durchschnittliche Fruchtbarkeit dieser Ehen belief sich auf 2,7 Kinder pro Ehe.*

Die Tabelle 5 zeigt den letzten Kontrollversuch unserer Vorarbeiten bei einer weiteren Hundertschaft im Sinne des Untersuchungsganges, wie er der Tabelle 4 zugrunde liegt und im Vorhergehenden näher besprochen ist. Wir kommen hierbei zu ähnlichen Ergebnissen wie bei dem der Tabelle 4 zugrunde liegenden Material. Die Tabelle 5 ist gegebenenfalls mit der Tabelle 4 zu vergleichen. *Vergleichend zu der Fruchtbarkeit der Jahrgänge von 1890—1909 der Tabelle 4 finden wir hier pro Ehe 1,6 Kinder. Nach denselben Überlegungen, die wir bei der ersten Hundertschaft anstellten, kommen wir bei der 2. Hundertschaft zu 53 Ehepaaren mit insgesamt 146 Kindern. Das sind pro Ehe 2,8 Kinder.*

Wir hatten so geprüft, ob für uns eine repräsentative Anzahl von Werkmeistern und deren Angehörigen auf dem von uns vorgesehenem Wege erfaßbar war. Wir haben die aufgeworfene Frage mit „Ja“ bebeantwortet. Wir haben dann aus den einzelnen Hundertschaften im Mittel 58 brauchbare Ehepaare errechnet und waren somit insgesamt von 1600 im Adreßbuch verzeichneten Werkmeistern zu 928 brauchbaren Ehepaaren gelangt. Da das gesamte Material, soweit nur irgend möglich, persönlich aufgesucht werden sollte, traten nun doch einige technische Schwierigkeiten auf. Zu den vorhin genannten 928 Probanden, die von den 1600 vorveranschlagten Werkmeistern übriggeblieben waren, gehörten 928 Probandinnen. Das waren also jetzt 1856 Ausgangspersonen. Rechnen wir pro Ehe 2,8 Kinder, so ergeben sich 1856 Eltern und 2598 Kinder. Das sind zusammen 4454 Personen. Hierzu kommen im Mittel je 5 Geschwister der Probanden und je 5 Geschwister der Probandinnen = 18560 Personen. Wir sind somit bereits auf insgesamt 23014 Personen gekommen. Hierzu kommen nun noch die Kinder der Geschwister, die Ehefrauen der Geschwister, die Eltern, die Kindeskinder, die Stief- und Halbverwandtschaften, die unehelichen Geburten usw.

Da wir es nun uns einerseits zum obersten Gesetz gemacht hatten, einen möglichst großen, in sich geschlossenen Personenkreis mit allen uns verfügbaren Mitteln zu bearbeiten und jeden einzelnen persönlich aufzusuchen, andererseits aber auf eine zentrale Bearbeitung nicht verzichten konnten, mußten wir nun aus organisatorischen Gründen das Material wieder auf- und unterteilen. Es sei auch an dieser Stelle bereits darauf verwiesen, daß ja der größere Personenkreis der Verwandtschaft der Probanden außerdem nicht ortsansässig, sondern im ganzen Reich und zum Teil sogar im Ausland, verteilt war. Wir entschlossen uns daher, unser jetzt feststehendes Ausgangsmaterial von 928 Werkmeistern, vorerst wieder in neue Hundertschaften aufzuteilen. Den Ergebnissen dieser Arbeit liegt also das Material einer so gewonnenen Hundertschaft zugrunde.

Im folgenden wollen wir die von uns gedachte Einteilung der Arbeit von dieser Hundertschaft ausgehend skizzieren. Der Übersichtlichkeit wegen haben wir das gesamte Material in 5 Gruppen eingeteilt, wie es aus der Abb. 2 zu ersehen ist.

Zu der *Gruppe I* gehören die 100 Probanden, welche durch die bereits besprochenen Vorarbeiten feststehen. Hinzu kommen 100 Probandinnen in erster Ehe. Diese 100 Probandinnen werden durch 19 Mehrehen der Probanden um 19 Mehrehefrauen vermehrt. Von den erwähnten 19 Mehrehen waren jedoch nur 6 fruchtbar, so daß wir eine zu den Werkmeisterehefrauen der ersten Ehe parallele Bezugsziffer von 6, also insgesamt von 106 bekommen. Aus diesen Ehen stammen 305 lebend geborene Kinder der Werkmeister und deren Ehefrauen. Diese Kinder verteilen sich auf die Erst- und Mehrehen so, daß aus den Erstehen insgesamt 292 und aus den Mehrehen insgesamt 13 lebend geborene Kinder hervorgehen. Die vorgenannten Personen besprechen wir im zweiten

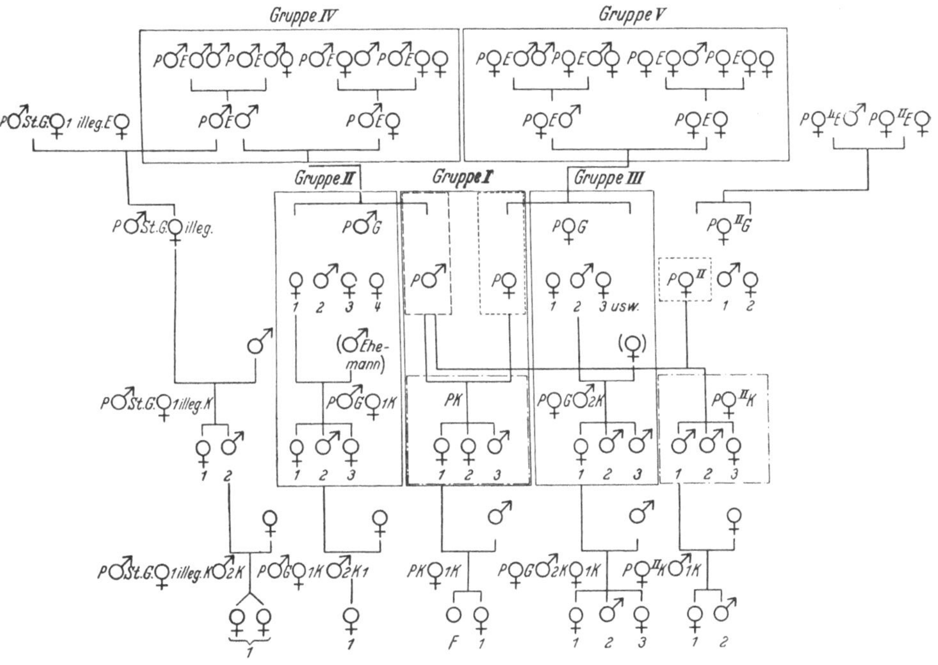

Abb. 2. Übersicht über die in die Untersuchungen einbezogenen Personenkreise.

Teil dieser Arbeit, unterteilt in die drei Kapitel 1. Probanden (P♂), 2. Probandinnen (P♀) und 3. Probanden-Kinder (PK). In der *Gruppe II* finden wir die Geschwister der Probanden und deren Kinder. Die *Gruppe III* besteht aus dem Kreis um die Probandinnen, also ihren Geschwistern und deren Kindern. Als *Gruppe IV* und *V* treten dann die Vorfahren der Probanden (Gruppe IV) und die Vorfahren der Probandinnen (Gruppe V) hinzu.

Die Angaben über die gesundheitlichen Verhältnisse und über die gerade für uns so wichtigen psychiatrischen Belastungen bei den letztgenannten Gruppen sind naturgemäß mit großer Vorsicht zu bewerten. Eine Möglichkeit zur Auswertung dieser Gruppen, insbesondere der Großeltern, zumal für psychiatrische Belastungen, sahen wir darin, daß wir eine sicher festgestellte erbliche Belastung als solche auswerteten, während wir dem angeblichen Fehlen einer erbbiologischen Belastung, weil für uns bei dem Träger unkontrollierbar, in der Gesamtbeurteilung nur geringen Wert beimaßen. Insonderheit spielte der rückläufige Weg über die Eltern der Probanden bis zu ihren Großeltern und Urgroßeltern dann für uns eine wesentliche Rolle, wenn wir eine erbliche Belastung bei den Nachkommen der Probanden oder in ihren Geschwisterschaften feststellen konnten.

In den Fällen, in denen wir ein zutage tretendes Erbleiden auf Grund des übrigen Erbbildes der Sippe als ein durch Heirat eingebrachtes Erbleiden ansehen zu müssen glaubten, stellten wir *Sonderstammbäume* der Verwandtschaft der angeheirateten Personen auf, aus denen dann des Öfteren das Einbringen der erblichen Belastung in unseren von unseren Probanden und Probandinnen ausgehenden Personenkreis abzulesen war. Die weiter zu den vorgenannten 5 Gruppen hinzugehörigen Verwandtschaftsgrade (Probanden-Kindeskinderreihe, Stiefgeschwister, Halbgeschwister, Mehrehen, uneheliche Kinder usw.) fügen wir diesen Gruppen, soweit sie nicht schon vorher mitbesprochen wurden, jeweils am Schluß jeder Gruppe gesondert an, um dann in der Schlußbetrachtung die 5 großen Gruppen und ihre Ergänzungen in Vergleich und Beziehung zu setzen.

Anschließend sei hier eine Erklärung der Zeichen gegeben, wie wir sie in der Arbeit verwandt haben und wie sie auch in der Abb. 2 vergleichsweise nachzulesen sind: P♂ bedeutet männliche Ausgangsperson (Proband). P♀ bedeutet weibliche Ausgangsperson, entspricht der Probandin. P♂G und P♀G bezeichnen die entsprechenden Geschwister des Probanden oder der Probandin. Die Zahl hinter dem G bezeichnet die Reihenfolge der dazugehörigen Geschwister nach dem Geburtsalter. PK, P♂GK, P♀GK usw. bedeuten jeweils Probandenkind, Probanden-Geschwisterkind, Probandinnen-Geschwisterkind. Die Nummern hinter den Zeichen bezeichnen wieder die Reihenfolge der Kinder nach Geburtsalter wie oben. StG = Stiefgeschwister. P♂E♀ heißt Probanden-Mutter, P♂E♀♂ heißt Großvater mütterlicherseits des Probanden. Zu jedem Akt und somit zu jeder der auftretenden Personen gehört außerdem eine doppelte Aktnummer. Beispiel: 99/257. P♂StG1K♂2K-EZ2 heißt: Laufende Nummer 99, Grundlistennummer 257, Proband (Werkmeister) erstes Stiefgeschwister, zweites Kind männlich Kind (eineiiger Zwilling). Erste, zweite und Mehrehen wurden mit römischen Ziffern bezeichnet.

Die Einführung dieser Zeichen und die bedingungslose Beibehaltung derselben hat uns ungeheuer viel Arbeit erspart, bedecken doch unsere Stammbäume oft ganze Zimmerflächen, so daß sie zum Gebrauch oft mehrgeteilt werden mußten. Ganz besonders vorteilhaft hat sich jedoch die ganz straffe Organisation in der Außenpraxis bewährt. Hier war mit einem Blick auf die Reiseausarbeitung, übersichtlich zusammengestellt, jede Person zugleich auf ihre gradmäßige Verwandtschaft und Zugehörigkeit zu der Ausgangsperson zu ersehen. Desgleichen bekam jeder Einlauf ein entsprechendes Signum. Es war nunmehr für jeden Eingearbeiteten stets ein Leichtes, jede gesuchte Person und den dazugehörigen Schriftwechsel im Akt sofort zu finden.

Die bisher aus- und eingegangenen Schreiben belaufen sich auf ungefähr 10000 Schriftstücke. Hierzu kommen rund 270 Krankengeschichten und größere Aktenstücke, die in Abschrift angefertigt wurden. Desgleichen wurden über 300 Zeugnisabschriften gemacht. Jeder Akt war in sich nach einem für alle Akten gleichen Modus geordnet. Bei Belastung in der Verwandtschaft unserer Ausgangspersonen wurde bei dem Verdacht auf das Einbringen dieser Belastung durch Heirat in unseren Probandenkreis von dieser angeheirateten Sippe ein besonderer Akt angelegt, um den Erbweg dieser Erkrankung, soweit erforderlich und möglich, zu verfolgen. Hierbei betrachteten wir die anscheinend krankheiteinbringende Person als Ausgangsprobanden für diesen neuen Akt, den wir, wie gesagt, nur zur Kontrolle unserer Vermutungen führten. Wir hatten so trotz anfänglicher Mehrarbeit beim Anwachsen der Arbeit die Aufzeichnungen über jede Person immer griffbereit und mit Hilfe einer gleichzeitig geführten Kartothek und einer immer nach dem jeweiligen Stande gesteckten Landkarte eine dauernde Gesamtübersicht über den Verlauf der Arbeit.

4. Arbeitsweise.

Auf Grund besonderer Anregung gebe ich hier eine kurze zusammengefaßte Skizzierung des Arbeitsganges, der der Erfassung unseres Materials diente, unter gleichzeitigem Hinweis auf die hierbei auftretenden Schwierigkeiten. Es ist dieses auch aus dem Grunde wichtig, weil diese und ähnliche Schwierigkeiten häufig erst im weiteren Verlauf einer Arbeit auftauchen. Bei genügender Beachtung der nachstehenden Ausführungen ist daher unter Umständen für weitere Arbeiten ein Kräfte- und Zeiteinsatz zu ersparen.

Wir gingen so vor, daß wir uns fortlaufende Grundlisten auf Grund unserer Auszüge aus dem Münchener Adreßbuch anlegten. Diese ergänzten wir alsdann mit Hilfe der Polizeibehörde aus den Personenstandsregistern. Sie wurden laufend durchnumeriert und enthielten im wesentlichen: Namen und Vornamen der Probanden, Personenstand, Geburts-, Heirats- und Sterbedaten, Kinderzahl, deren Geschlecht und die dazugehörigen Daten wie oben. Wir hatten, wie im Vorigen gesagt wurde, aus dem Adreßbuch 1600 Werkmeister festgestellt. Brauchbar waren jedoch für uns nur 928 Werkmeister und deren Ehefrauen. Von den für uns brauchbaren Personen wurde nun je 1 Akt und 1 Sippschaftstafel, von uns Stammbaum genannt, angelegt. Die entsprechenden Stammbäume vom Probanden und von der Probandin gehörten jeweils zu einem Akt. Diese Akten wurden später wieder neu durchnumeriert, nachdem die weiter unten genannten Aussortierungen vorgenommen waren, behielten jedoch auch ihre alte Stammnummer. Hierdurch waren wir jederzeit zu sich ergebenden Kontrollen und Überprüfungen in der Lage. Wir konnten z. B. jederzeit feststellen, aus welchem Grunde eine Person ausgeschieden werden mußte, wo sich die Belege hierzu finden usw.

Die Ausgangspersonen (Proband und Probandin) wurden nun von mir persönlich aufgesucht und exploriert, soweit nötig untersucht oder der Untersuchung durch den Spezialarzt zugeführt. Letzteres mußte verständlicherweise häufiger mit Hilfe der Amtsärzte durchgeführt werden. Bei der persönlichen Fühlungsnahme mit dem Probanden wurde in meist halbtägigen, oft eintägigen, auch wiederholten Besuchen, alles Erfahrenswerte über die Probanden und deren Familien gesammelt. Die gesammelten Tatsachen und Daten wurden dann fortlaufend in die Stammbäume eingetragen. Hierauf setzte nun der bereits erwähnte umfangreiche Schriftenverkehr zur Kontrolle und zur Erweiterung der Angaben ein. Bei diesen Besuchen wurden nun wieder viele Personen, die unserem in früheren Ausführungen aufgestellten Begriff „Werkmeister“ nicht entsprachen, die sich diesen „Titel“ oft nur eigenmächtig, meist in der Kriegs- und Nachkriegszeit, zugelegt hatten, ausgeschieden und durch den nächstfolgenden Werkmeister aus der Grundliste ersetzt. Ebenso schieden auch aus anderen Gründen Probanden aus, z. B. auch alle diejenigen, die Kinder aus erster, zweiter oder Mehrehe oder uneheliche Kinder oder adoptierte Kinder, jedoch keine eigenen ehelichen Kinder hatten. Diese Dinge waren leider nicht immer mit Gewißheit im voraus aus den Polizeidaten zu ersehen. Jeder Ausscheidende wurde mit genauer Angabe der Gründe registriert und in besonderen Akten und Fächern abgelegt. Im Sinne der Übersichtlichkeit des gesamten Materials bewährte sich hierbei die doppelte Nummerierung (Grundliste und endgültige Liste) ausgezeichnet. Von den von uns zur Mitarbeit herangezogenen Stellen, denen an dieser Stelle ebenfalls unser Dank gebührt, seien noch besonders erwähnt: Das Bayerische Innenministerium, das Luftfahrtministerium, das Reichsgesundheitsamt, insonderheit die Sammelstelle für Erbvorhersageforschung, die vielen örtlichen Polizeidienststellen, Gemeindeverwaltungen, Pfarrämter, Fürsorgestellen, Schulen, Strafanstalten, Krankenhäuser, Heil- und Pflegeanstalten und die ungezählten Einzelpersonen, die uns oft in uneigennützigster und vorbildlichster Weise behilflich waren.

Nachdem nun die Ausgangspersonen endgültig festgestellt, ihre Akten angelegt waren, rollte die ganze Maschinerie der Erkundigungen und deren Verarbeitung fortlaufend ab. Inzwischen wurde der persönlich aufzusuchende Personenkreis (die Verwandten der Probanden und Probandinnen) systematisch erweitert. Die Erweiterung dieses Kreises geschah teils aktenmäßig, teils nach Stadtteilen, teils nach Provinzen geordnet, je wie es die Sachlage erforderte. Hierbei wurden auch alle auswärtigen Verwandten persönlich aufgesucht, mit Ausnahme der im Ausland wohnenden. Zur einheitlichen Erfassung des Materials faßten wir alle uns interessierenden Fragen für jede Person in einem Fragebogen zusammen. Bei allen unseren Erhebungen ließen wir uns von den Grundtendenzen leiten, wie sie sich aus untenstehendem Fragebogen ergeben, wobei schon gesagt ist, und das möchte hier ausdrücklich betont werden, daß wir uns niemals etwa wörtlich an den Fragebogen hielten. Der Fragebogen diente lediglich uns und anderen als Ausrichtung zur einheitlichen systematischen Erfassung des Materials.

Fragebogen.

I. Personaldaten.

Es wird gebeten, zu jeder Frage Stellung zu nehmen — das Betreffende zu unterstreichen oder den dazugehörigen Raum auszufüllen, eventuell am Schluß des Fragebogens anzuführen.

1. Name und Vorname: ....
   (bei Frauen auch Mädchenname)
2. Geburts-, Todesjahr — Monat — Tag: ....
3. Geburts — Sterbeort: .... Kreis: ....
4. Jetzige Anschrift: ....
5. Familienstand: ledig — verheiratet — verwitwet — geschieden.
6. Religion (Wechsel): ....
7. Beruf: ....
8. Arbeitgeber: ....
9. Bei Verstorbenen: Todesursache: ....

II. Lebenslauf.

1. Kindliche Entwicklung: Normale Geburt? Zwilling? Ehelich? Krämpfe? Bettnässen? Nachtwandeln? Musterkind? Schwer erziehbar? Still? Lebhaft? Neigung zum Umhertreiben? Wahrheitsliebend? Neigung zu Lüge oder Schwindel? Naschhaft?
2. Erste Kindheit (wirtschaftliche Verhältnisse des Elternhauses, Familienleben usw.): ....
3. Schulart: .... Schulort: .... Straße: ....
4. Wurde eine Hilfsschule besucht? .... Wo? .... Wann? ....
5. Schulerfolg: .... Wie oft sitzen geblieben? ....
   In welcher Klasse? .... Welche Fächer schlecht? ....
6. Berufswahl — Berufsausbildung — Berufswechsel: ....
7. Aktiver Militärdienst: ....
   Frontdienst: ....
8. Jetzige Tätigkeit: ....
9. Heiratsalter: ....
10. Verwandtenehe: ....

III. Körperbau — körperliche Entwicklung und Krankheiten.

1. Groß? mittel? klein? schlank? mittel? dick? grob-feinknochig?
2. Ausgesprochene Magerkeit oder Fettsucht? Haarfarbe?

3. Kinderkrankheiten: ....
4. Operationen: ....
5. Schwere Krankheiten mit benommenen Zuständen — Delir? ....
6. Leidet oder litt der Befragte oder ein Familienmitglied an Zuckerkrankheit? Gicht? Rheumatismus? Herzfehler? Gehirn- oder Rückenmarksleiden? Augen- oder Ohrenleiden? Tuberkulose? oder anderen Krankheiten?
7. Rechts- oder Linkshänder? Beidhänder?
8. Auftreten von besonderen Eigentümlichkeiten in der Familie, wie Mehrfingrigkeit — Leibbrüche oder Anlagen.
   Glatze — Lähmungen — Wolfsrachen — Hasenscharte — Hüftleiden — Klumpfuß — Kropf — Buckel — Wasserkopf — Schwachsichtigkeit — Schwerhörigkeit — oder anderen Mißbildungen?
9. Stellungnahme zum eigenen Gesundheitszustand: Körperängstlich — natürlich? gleichgültig? nachlässig? Neigung zu Einbildungen?
10. Körperliche Reife in welchem Alter? .... Wann Stimmbruch? ....
11. Bei Frauen:
   Menstruation wann erste? regelmäßig? wann aufgehört? Beschwerden? Frühgeburten? Fehlgeburten?
   Geburten: a) ....
   b) ....
   c) ....
   d) ....

IV. Verstandesbegabung.

1. Intelligenz: Sehr begabt? gut begabt? mäßig begabt? beschränkt? dumm? schwachsinnig?
2. Besondere Fähigkeiten — Begabungen — Interessen: Musik? Zeichnen oder Modellieren? Dichten? Darstellen? Rechnen? Mathematik? Erfinden? Basteln? Organisationstalent?

V. Temperament.

1. Heiter? froh? lebhaft? lustig? humorvoll? besonders ausgelassen? redselig? stillvergnügt?
2. Ernst? schwerfällig? mürrisch? wortkarg? verdrossen? trocken und nüchtern? humorlos?
3. Ruhig? sehr ruhig? auffallend ruhig? gleichgültig? stumpfsinnig?
4. Gleichmäßiger Stimmung? wechselnd? sprunghaft? launenhaft?
5. Jähzornig? erregbar? leicht aufbrausend? streitsüchtig? reizbar?
6. Gemütsmensch? Verstandesmensch? Willensschwach? Träumer? Phantast? Wirklichkeitsmensch?

VI. Charakter.

Denkt er (sie) zuerst an sich oder an die anderen?
Macht er (sie) sich gerne wichtig? Bescheiden?
Unbescheiden? neugierig? eitel? ehrgeizig? anmaßend?
Gesellig? beliebt?
Ungesellig? menschenscheu? zurückgezogen? unbeliebt?
Offen? ehrlich? vertrauensvoll?
Verschlossen? mißtrauisch? Geheimniskrämer?
Mutig? unternehmend?
Ängstlich? zögernd? feige?
Sonderling? schrullig? verschroben?
Auffallende Gewohnheiten (in Bewegung? Kleidung? Vergnügen? Arbeit?).

Sparsam? geizig?
Freigiebig? verschwenderisch?
Leichtsinnig? zuverlässig?
Gutmütig? gütig? warmherzig? kühl? herzlos? roh? taktlos?
Taktvoll?
Ordentlich? pedantisch? unordentlich? schlampig?
Tatkräftig? energielos?
Eigensinnig? nachgiebig? rechthaberisch? tyrannisch?
Religiös? fromm? auffallend fromm? gottlos?
Unberechenbar? undurchsichtig? klar?
Welche Wesenszüge stehen im Vordergrund oder treten (auch zeitweilig) besonders hervor?

VII. Psychische und nervöse Krankheiten oder abnorme Zustände.

1. Nervosität: Gefühl innerer Schwäche? Unruhe? Angstgefühle?
2. Anfälle? Krämpfe? Bettnässen? Nachtwandeln?
3. Geistes- oder Gemütskrankheiten?
   zu 3. deren mutmaßliche Ursachen? (Berufsschäden usw.)
   Anstalts- oder Klinikaufenthalt? wann? wo?
4. Heitere oder traurige Verstimmungen — wann? wie oft? wie lange?
   War die Verstimmung mit oder ohne Grund?
   Deswegen in ärztlicher Behandlung gewesen?
5. Selbstmordgedanken? Versuche?
6. Zwangsvorstellungen? was für welche?
   dauernd? vorübergehend? beeinträchtigen sie die Arbeit — das Familienleben? Deswegen in Behandlung gewesen?
7. Suchten? (Opium — Morphium — Cocain)
   Deswegen in Behandlung gewesen?

VIII. Lebensgewohnheiten — körperliche Bedürfnisse oder Sonstiges?

1. Alkoholgenuß und Bekömmlichkeit — Quartalssäufer?
2. Tabakgenuß — Tee — Kaffee — Schnaps — oder Biertrinker?
3. Viel- — Wenigesser? Genießer? Bedürfnislos?
4. Mit den Gesetzen in Konflikt gekommen? wann? Gericht? Strafe?
5. Stellung: zu den Eltern — Geschwistern — Kameraden — Vorgesetzten — Ehepartner — Kindern — Arbeit — zur eigenen Bedeutung.
6. Geschlechtliche Auffälligkeiten — Krankheiten?
7. Uneheliche Kinder?
8. Ist die Ehe glücklich?
9. Geht es aufwärts im eigenen Leben oder auf der Linie der Verwandtschaft oder nicht?

Alle uns freundlichst gegebenen Daten und Auskünfte unterstehen der ärztlichen Schweigepflicht und werden somit dieser entsprechend strengstens geheim gehalten. Das Material wird ohne jegliche Rückwirkung für den einzelnen rein wissenschaftlich und rechnerisch-statistisch verarbeitet und dient dem Nutzen des deutschen Volkes.

Vorstehenden beiden Sätzen fügten wir im Schriftverkehr nachstehende Erläuterung zu unseren jeweiligen Schreiben an, die wir allerdings in den weitaus meisten Fällen ohne den Fragebogen bei anderen einzuholenden Auskünften, besonders auch bei Behörden, in Anwendung brachten.

Erläuterung zu unserem Schreiben vom . . . .

Die Hauptaufgabe unseres genealogischen Institutes in München besteht in der Erforschung der Vererbbarkeit von bestimmten Begabungen, Charaktereigenschaften und Anlagen zu körperlichen und nervösen Erkrankungen. Das Institut stellt zu diesem Zwecke in großem Maßstabe Familienforschungen in allen Kreisen der Bevölkerung an, sowohl in Familien der Durchschnittsbevölkerung und von besonders Begabten, wie in Familien von geistig und körperlich Kranken. Zur Erkenntnis der Vererbungsvorgänge und zur genauen Beurteilung der Charaktereigenschaften eines Menschen sowie seiner körperlichen und geistigen Beschaffenheit bedürfen wir der persönlichen Berichte der Mitglieder der von uns beforschten Familien. Die Bekanntschaft möglichst zahlreicher Familienmitglieder gibt allein die Gewähr für eine erfolgreiche Erforschung der von uns in Angriff genommenen wichtigen Aufgaben der Rassenhygiene und Krankheitsbekämpfung.

Außer der Familienforschung ist auch die Befragung und Untersuchung von Zwillingen für unsere Forschungen von Wert, da durch Erhebungen an Zwillingen vielfach besonders einwandfrei festgestellt werden kann, ob eine bestimmte Art von Anlagen auf körperlichem oder geistigem Gebiet erbbedingt ist oder nicht. Selbstverständlich werden alle uns freundlichst erteilten Auskünfte strengstens geheim gehalten. Das die Auskünfte verarbeitende ärztliche und Hilfspersonal des hiesigen Institutes würde sich ja auch bei Verletzung der ihm auferglegten Schweigepflicht nach § 300 des Reichsstrafgesetzbuches strafbar machen. Das Material wird nur rein wissenschaftlich-statistisch verarbeitet. Ebenso geschieht die Aufbewahrung des gewonnenen Materials unter Vorsichtsmaßnahmen, die eine mißbräuchliche Benutzung auch in späterer Zeit unmöglich machen.

Es kann nicht genügend betont werden, wie wichtig gerade die Systematik und peinlichste Genauigkeit bei allen diesen Arbeiten ist. Es soll hier nun nicht von den unendlich vielen Schwierigkeiten gesprochen werden, die es oft zu überwinden galt, um z. B. eine 100%ige tatsächliche Erfassung der vorgesehenen Personen zu erreichen. Das eine jedoch muß hier unbedingt gesagt werden: Wenn bei anderen Arbeiten von meinetwegen 100 Personen aus unbekannten oder nicht näher vom Untersucher belegten Gründen sich 10—20 Ausgangspersonen der Untersuchung entziehen, dann beeinflußt dieser Ausfall das Endergebnis viel mehr, als er zuerst prozentual in Erscheinung tritt. Und ganz besonders trifft dieses für unsere hauptsächlich psychiatrisch ausgerichteten Arbeiten zu, da erfahrungsgemäß in diesem Sinne erkrankte oder belastete Personen sich nur zu gerne und mit allen ihnen zur Verfügung stehenden Mitteln der Erfassung zu entziehen, bemühen. Ich spreche hier besonders von den Verhältnissen, wie sie sich sozusagen in der freien Wildbahn abspielen. Man hat mir entgegengehalten, daß dieses wohl erst seit der Einführung der Sterilisationsgesetze und damit aus einer gewissen Furcht vor den Maschen des Gesetzes heraus Gültigkeit habe. Demnach würden also doch alle Arbeiten vor diesen eugenischen Maßnahmen nicht von diesem Vorwurf betroffen. Dem möchte ich jedoch entgegenhalten, daß dem früheren Untersucher von der Bevölkerung und schon gar von den Behörden nicht alle im Sinne unserer Befragung kranken und auffälligen Personen namhaft gemacht werden konnten, weil sie zum Teil von der Bevölkerung vor der nach 1933 einsetzenden

Aufklärung gar nicht als psychiatrisch krank angesehen wurden. Es wurde also hier ein Teil der Erbkranken, meist auch die leichteren, eugenisch verderblicheren Fälle, überhaupt nicht erfaßt. Ich erinnere z. B. in diesem Zusammenhang an den in Bayern für alle möglichen Schwachsinnsformen, auch für charakterliche Anomalien, gebräuchlichen Ausdruck „Depp“.

Viele dieser Typen wurden früher nicht nur von der Laienbevölkerung nicht als krank bewertet, und sie kamen aus diesem Grunde nicht zur Kenntnis der Behörden und entgingen so häufig auch der schriftlichen Nachfrage des Arztes und Forschers. Wenn auch die Ergebnisse der Forschungen um die Häufigkeit der Schizophrenie z. B. oder des manisch-depressiven Irreseins und der Epilepsie und überhaupt aller schweren und groben Auffälligkeiten auch bei der Oligophrenie, weniger allerdings bei der Psychopathie, wohl in ihrer Gesamtheit als gesichert gelten können, so sind doch für Einzelarbeiten die Maschen des schriftlich ausgeworfenen Netzes immerhin reichlich groß. Ganz besonders aber muß das Gesagte gelten für alle weniger augenfälligen und bekannten Merkmale. Ein Merkmal, wie z. B. das Bettnässen auszuzählen, hat überhaupt nur Wert, wenn systematisch immer wieder danach gefragt wird, sowohl bei den Betroffenen als auch in seiner verwandtschaftlichen Umgebung. Eine persönliche Unterredung ist zweifellos einer schriftlichen Auskunft vorzuziehen, außerdem haben wir die Erfahrung gemacht, daß gerade die Personenkreise, in denen sich Auffälligkeiten fanden, das wenigste Interesse an einer Beantwortung von schriftlichen Anfragen bezeugten. Sie antworten nicht. Wie will der Fragende feststellen, ob sein Befragter nur aus einfacher Gedanken- oder Interessenlosigkeit nicht antwortet, oder ob er schweigt, um gleichzeitig etwas zu verschweigen?

Nach meiner Auffassung ist ein wissenschaftlicher Großversuch, wie wir ihn hier vornehmen, nichts anderes als ein in der Praxis durchgeführter Laboratoriumsversuch. Wir würden uns jedoch schwer hüten, im Laboratorium nur eine einzige, geschweige denn eine Anzahl von Retorten und Reagensgläsern aus irgendwelchen Gründen unberücksichtigt zu lassen. Ich komme auf diese Dinge weiter unten und bei der Besprechung der Ergebnisse dieser Arbeit noch einmal zurück. Für die Beurteilung aller sich im Verlaufe dieser Arbeit ergebenden Werte und vor allen Dingen bei ihrem Vergleich mit den Ergebnissen anderer, auch eingangs zum Teil erwähnter Arbeiten, ist auch folgendes von größter Wichtigkeit:

Viele der früheren Untersuchungen, auch der Durchschnittsuntersuchungen, stellen, weil sie nicht auslesefrei sind, natürlich auch keine einwandfreien Durchschnittsuntersuchungen dar. Infolgedessen können zum mindesten ihre prozentualen Auswertungen in bezug auf die Psychosen und solche Erkrankungen, soweit sie das psychiatrische Gebiet tangieren, immer nur Mindestwerte darstellen, während unsere Werte auf Grund der ersichtlichen Intensität der Erfassung mit größter Wahrscheinlichkeit den tatsächlichen Werten sehr nahe kommen. Es muß gerade hierauf besonders hingewiesen werden, da ein intensiveres Erfassen von Merkmalen in einem Auslesematerial sonst etwa eine höhere Belastung mit diesen Merkmalen vortäuschen könnte. Gerade die Erfassung aller derjenigen Personen und Personenkreise, die sich der Erfassung zu entziehen versuchen, ist nach allen unseren bisherigen Erfahrungen von allergrößter Wichtigkeit.

Andere Fehlerquellen sind auch die Verstorbenen und die nicht selten zu findende völlige Beziehungslosigkeit aus den verschiedensten Gründen zwischen den einzelnen Sippenmitgliedern. Eine Verbindung beider vorgenannter Faktoren (Verstorben und Beziehungslosigkeit) wirkt sich natürlich unter Umständen noch katastrophaler aus. Wir haben auch diese beiden Faktoren dadurch auszuschalten versucht, daß wir innerhalb einer Sippe uns nie etwa nur mit einer Auskunft begnügten. Wir haben, natürlich war es oft eine große Belastung, jeden über alle gefragt. Wir hatten so oft über eine Person, die wir dann aufsuchten, schon eine Unmenge Daten, oft auf Grund dieser Daten schon wieder amtliche Belege gesammelt, die manchen bewogen, in psychiatrischen, zumal aber auch in kriminellen Angelegenheiten, Farbe zu bekennen. So kam uns diese Mehrarbeit ebenfalls wieder für die Genauigkeit der Ergebnisse zugute. Auch hielten wir uns für berechtigt, im Interesse der Arbeit, gegebenenfalls die nichtverwandte Umgebung des Verstorbenen oder schwer Faßbaren, natürlich unter peinlichster Berücksichtigung der anderseitigen Interessen, unter Umständen getarnt, zur Auskunft heranzuziehen.

Jedesmal versuchten wir, soweit dieses noch erforderlich war, durch aufklärende Beeinflussung Interesse an unseren Bemühungen bei der Bevölkerung zu erwecken. Es waren oft sehr zeitraubende Besprechungen und Vorträge über Zweck und Ziel der nationalsozialistischen Bevölkerungspolitik nötig, um, oft erst über verständigere Verwandte, Arbeitgeber usw. zum Ziel zu gelangen. Wir unterzogen uns jedoch auch dieser Aufgabe gerne, diente sie doch zugleich der nationalsozialistischen rassenpolitischen Aufbauarbeit, sozusagen als Zellensetzung, wobei wir uns jedoch vollkommen bewußt bleiben, daß nicht jede Saat aufgeht. Diese zeitraubende Mehrarbeit war nur möglich, durch die großzügige und weitschauende Einstellung und Förderung aller dieser Bestrebungen durch den Leiter der Forschungsanstalt Professor Dr. *Rüdin*. Es mag in diesem Zusammenhang noch auf die Feststellungen *Brugger*s hingewiesen werden, wo er unter anderem folgendes feststellte:

„Daß eine solche ‚biologische Inventarisierung' der Bevölkerung noch nie in Angriff genommen wurde, ist durch die großen Schwierigkeiten bedingt, welche diese Registrierung in organisatorischer und finanzieller Hinsicht mit sich bringt. Die Erhebungen, welche bisher zur Feststellung der Häufigkeit von Geisteskrankheiten und sonstigen Gebrechen durchgeführt wurden, beruhen alle, soweit es sich nicht um die mit Hilfe der Probandenmethode vorgenommenen Familienuntersuchungen zur Belastungsstatistik der Durchschnittsbevölkerung handelt, auf mehr oder weniger sorgfältig abgegebenen und verarbeiteten Meldungen der Auffälligen. Von einer systematischen Erfassung des Erbgutes bei jedem einzelnen Individuum ist dabei abgesehen. Auch die amtliche Todesursachenstatistik gibt für diesen Zweck nur mangelhaft Aufschluß, weil bei ihr immer mehrere Krankheiten zu größeren Gruppen zusammengefaßt sind, und weil die Angaben über die Todesursache oft gar zu ungenau gemacht sind. Die auch oft verwertete Krankenhausstatistik hat zwar den Vorteil, daß sich die Diagnosen genau feststellen lassen. Es ist jedoch von zuviel äußerlichen, in ihrer Auswirkung nicht abschätzbaren Dingen abhängig, ob jemand überhaupt in einem Spital untergebracht wird, so daß auch aus den Krankenhausstatistiken nicht einwandfrei auf die tatsächliche Häufigkeit bestimmter Krankheiten geschlossen werden kann. Untersuchungen, die sich nur auf Anstaltsmaterial stützen, können nie ein richtiges Bild von der Verbreitung einzelner Leiden geben. Die Krankenkassenstatistik, welche allerdings auch die nicht in Krankenhäusern untergebrachten Personen enthält, ist infolge einer starken sozialen und wirtschaftlichen Berufsauslese auch nur mangelhaft brauchbar. Es werden durch die Krankenkassenstatistik nur die Patienten bestimmter Bevölkerungsschichten, und unter diesen zum größten Teil auch nur die wegen ihrer Krankheit erwerbsunfähigen Personen erfaßt. Die im Jahre 1925 durchgeführte Reichsgebrechlichenzählung hat sich von vorneherein darauf beschränkt, nur die schweren körperlichen Gebrechen und von den Geisteskranken prinzipiell nur die besonderer Pflege und Beaufsichtigung Bedürftigen zu erfassen. Die leichteren Fälle, insbesondere die entlassenen und in Remission befindlichen Geisteskranken, wurden bei dieser Zählung nicht berücksichtigt. Für eugenische Maßnahmen ist jedoch gerade die Kenntnis dieser leichten und sozial geheilten Formen besonders wichtig, da diese Fälle ja am häufigsten zur Verheiratung und Fortpflanzung kommen.

Ein anderer schwerwiegender Nachteil der Reichsgebrechlichenzählung liegt darin, daß die Zählkarten in sehr vielen Fällen von Laien ausgefüllt wurden. Es werden dadurch stets zu wenig Personen als auffällig gemeldet. Ferner ist auch die Schilderung der krankhaften Zustände nur mangelhaft. Eine sichere Diagnose läßt sich sehr oft überhaupt nicht stellen. In vielen Fällen sind die von den mit der Ausfüllung der Karten beauftragten Laien gemachten Angaben auch direkt falsch. Wie unvollkommen, sowohl in qualitativer als auch in quantitativer Hinsicht jedes Meldesystem ist, hat sich anläßlich einer von uns in Thüringen durchgeführten Geisteskrankenzählung deutlich gezeigt. Wir haben in zwei Amtsgerichtsbezirken alle Ärzte, Geistliche, Lehrer und Bürgermeister um Angabe der ihnen bekannten Auffälligen gebeten. In zahlreichen mündlichen Besprechungen haben wir die Bedenken gegen die Meldung — es waren hauptsächlich Angst vor neuen Kosten für die Gemeinden und eine gewisse Scheu, andere Menschen als auffällig zu bezeichnen — zu zerstreuen versucht und gleichzeitig durch persönliches Befragen eine regere Teilnahme an der Meldung bewirkt. Die Bürgermeister und die Geistlichen sind ferner von ihren vorgesetzten Behörden zu sorgfältigen und möglichst lückenlosen Angaben über alle Auffälligen noch besonders aufgefordert worden. Obwohl unsere Untersuchung von allen Seiten ganz außergewöhnliche Unterstützung erfahren hat, sind uns doch nicht einmal die Hälfte derjenigen Geisteskranken gemeldet worden, die wir später durch persönliche Nachforschungen in diesen zwei Bezirken feststellen konnten. Von der Reichsgebrechlichenzählung wurde nicht einmal der vierte Teil der uns bekannt gewordenen Abnormen erfaßt. Es zeigt sich somit deutlich, wie wichtig eingehend persönliche ärztliche Untersuchungen auch unter den angeblich unauffälligen Personen sind, wenn die Verbreitung der Geisteskranken genau studiert werden soll.“

Es handelt sich nun bei unseren Arbeiten zwar nicht um das Studium der Geisteskrankheiten und deren Verbreitung allein, wie wir es bereits im vorhergehenden zeigen konnten. Bei einem so intensiv beforschten und verhältnismäßig großen Material stießen wir ferner häufiger auf Dinge, die im Rahmen dieser Arbeit nicht bis ans Ende verfolgt werden konnten. Wir hatten die Wahl, entweder in Einzelaufsätzen, zum Teil kasuistischer Art, hierzu Stellung zu nehmen oder sie, zumal wenn es sich um Einzelfälle, um interessante Stammbäume usw. handelte, mit in die Arbeit aufzunehmen. Wir machten von beiden Möglichkeiten Gebrauch. Soweit sich kurze kasuistische Einschiebungen im Interesse des Gesamtbildes der Arbeit ermöglichen ließen, brachten wir sie im Text.

Es sei auch auf folgendes noch besonders hingewiesen. Alle beforschten Personen wurden im Sinne des im vorigen angeführten Fragebogens systematisch gefragt. Die Betonung des rein ärztlichen und wissenschaftlichen Charakters unseres Herantretens an die einzelnen Sippenangehörigen wurde von uns bereits bei dem systematischen Aufbau des vorgenannten Fragebogens berücksichtigt. Bei den uns interessierenden und den uns selbst gestellten psychiatrischen Fragen wären wir außerdem auf direktem Wege wahrscheinlich auch nie zum Ziel gekommen. Man stelle sich vor, daß ein fremder Mensch in der Wohnung irgendeines Menschen erscheint, und es entspinnt sich alsbald ein Frage- und Antwortspiel nach Geisteskrankheiten, Verbrechen usw., welche in der Familie des Aufgesuchten vorkommen oder nicht vorkommen sollen. Nach den auch in diesem Sinne in der Reihenfolge ausgewählten einzelnen Punkten des Fragebogens gingen wir automatisch jedesmal auf alle durchgemachten Erkrankungen der beforschten Personen ein. Wir erhöhten dabei durch unser einschleichendes Fragesystem die Toleranzgrenze unserer Probanden für unsere psychiatrischen Fragen. Wir tarnten sozusagen unser Interesse an der psychiatrischen Belastung in der von uns als Auslese angesehenen Bevölkerungsschicht und bereiteten so ihre Aufgeschlossenheit für das uns Wesentliche vor. Wir begründeten uns hiermit zugleich eine breite Basis für Überlegungen, die auf die Wechselbeziehungen zwischen somatischen und psychischen Krankheitsbildern fußen.

Wir erfaßten hierbei bei einer ungeheueren Mehrarbeit natürlich auch eine Unmenge von erblichen und nichterblichen Erkrankungen, die nicht psychiatrischer oder neurologischer Natur waren. Auch diese wollen wir im folgenden dem Leser nicht alle vorenthalten, zumal sich auch aus den dabei gefundenen Zahlen interessante Ausblicke ergeben.

Wenn diese Zahlen teilweise auch von anderen auf andere Art gewonnenen *(de Rudder, v. Verschuer, Weitz)* abweichen, so geben sie doch für auf gleiche oder ähnliche Art gewonnene Zahlen gute Vergleichsmöglichkeiten. In Sonderheit scheinen sie mir ein geeigneter Prüfstein zu sein, mit welcher Intensität einerseits ein Material bearbeitet wurde und wieweit andererseits anamnestische Lücken bestehen z. B bei älteren Personen in bezug auf die Erkrankungen des Kindesalters. Hierauf hat auch *de Rudder* besonders hingewiesen. Da es sich nun bei unserem Material um ein äußerst intensiv durchgearbeitetes handelt, können wir aus den Zahlen zugleich die Grenzen des auf diese Art und Weise erreichbaren und damit zugleich den Wert oder Unwert derartiger Bemühungen ablesen. Wir wollen an dieser Stelle jedoch ausdrücklich darauf verweisen, daß uns ihre beiläufige, wenn auch systematische, Gewinnung größten Teiles nur Mittel zum Zweck war.

Wenn wir im Folgenden nun die eine oder die andere somatische, psychische oder auch vegetative Störung leichterer Art z. B. zum Ausgangspunkt naheliegender Überlegungen wählten, so möchten wir bereits hier darauf hinweisen, daß wir selbstverständlich etwa bei einem Vorhandensein z. B. von Vasomotorismus bei 30 von 100 Probanden nun nicht die 30 Sippen dieser Probanden mit Vasomotorismus etwa intensiver oder umfangreicher durchforschten und so zu einer größeren Anzahl von psychischen und anderen Auffälligkeiten etwa in den Sippen dieser so ausgewählten Probanden kamen als bei den übrigen 70. Wir nehmen auch an anderen Stellen immer wieder Gelegenheit auf mögliche Fehler bei der Bearbeitung eines ähnlichen Materials hinzuweisen, um von Anfang an in unsere Ausleseuntersuchungen keine falschen Auslesemomente hineinzubringen.

Es ist vielleicht auch angebracht, schon jetzt davon zu sprechen, wie verschieden z. B. Prozentzahlen gewertet werden müssen, wenn man den Altersaufbau des Materials nicht von Anfang an genügend berücksichtigt. Vor allen Dingen ist es natürlich ein wesentlicher Unterschied, ob man ein altes oder junges Material bearbeitet. Viele Prozentzahlen, die bei einem jungen hoch erscheinen, können bei einem älteren den erwarteten Werten absolut entsprechen. Da wir bei unserem Material Eltern, Großeltern, Kinder, Kindes-Kinder usw. bearbeiten und später auch miteinander vergleichen, ist vorstehender Hinweis gegeben. Wir bemühten uns auch den Probanden-Angehörigen und den Probanden nicht zu sagen, daß es sich bei unseren Forschungen um Ausleseforschungen, letzten Endes im Interesse der Werkmeister und deren Kinder handelt, um nicht daraufhin bereits gefärbte Auskünfte zu erhalten.

Auf Grund aller bisherigen Überlegungen und Erfahrungen, die wir teilweise selber erproben mußten, auf die wir andererseits durch das Studium aller bisherigen Arbeiten hingewiesen wurden, haben wir dann die Untersuchungen durchgeführt, die wir im weiteren Verlauf in der Form besprechen, daß wir sowohl für die Probanden als auch für die Probandinnen, die Probanden-Kinder, Geschwisterschaften der Probanden, der Probandinnen, Neffen- und Nichtenschaften usw. jeweils in sich geschlossene Kapitel wählten, die auch als Einzelarbeit ohne weiteres verständlich wirken. Der von uns systematisch durchgeführte Untersuchungsgang und die Einteilung in einzelne in sich geschlossene

Kapitel schließt selbstverständlich jede andere Zusammenfassung und Zusammenstellung etwa nach Krankheiten oder nach sonstigen Gesichtspunkten mehr oder weniger aus. So wird der Leser soziologische und biologische, psychiatrische und nichtpsychiatrische Gesichtspunkte sowohl bei den Probanden, als auch bei den Probandinnen und Probanden-Kindern wiederfinden. Hinweise und Vergleiche lassen sich hierbei nicht nur nicht immer vermeiden, sondern sind, da die ganze Arbeit ja auch in sich miteinander organisch durchwachsen ist, oft sogar unbedingt nötig. Wiederholungen zu vermeiden, haben wir uns bemüht. Um jedoch dem Leser eine eigene Orientierungsmöglichkeit und Gelegenheit, alle psychiatrischen Überlegungen z. B. durch alle Kapitel hindurch hintereinander zu verfolgen, zu geben, haben wir in allen Teilen Gruppenüberschriften gebracht. Die Kasuistik und das Literaturverzeichnis befindet sich für alle Kapitel am Schluß der Arbeit. Wegen des programmatischen Charakters dieser Arbeit haben wir wesentliche Untersuchungsgänge, Ausschaltungen von Fehlermöglichkeiten usw. besonders hervorgehoben. Wenn wir im Folgenden einige unserer Stammbäume bringen und Kasuistik, so tun wir das bewußt, so wie man um ein Haus zu bauen, Stein für Stein herbeiträgt. Wir sind uns aber zugleich bewußt, und das wollen wir hier festhalten, daß unsere letzten Entscheidungen immer nur auf Grund von Ergebnissen an repräsentativen Serienuntersuchungen gefällt werden.

5. Übersicht über die für unsere Untersuchungen vorgesehenen Personenkreise.

Über den für unsere weiteren Untersuchungen auf Grund unserer Voruntersuchungen zu erwartenden Umfang der Arbeit gibt uns nachstehende Übersicht Auskunft. Es standen uns zur Verfügung:

Gruppe I	100	Probanden (Werkmeister).
	106	Probandinnen (Werkmeisterehefrauen).
	305	Werkmeisterkinder (Probanden-Kinder).
Gruppe II	540	Probanden-Geschwister.
	767	Probanden-Geschwister-Kinder.
Gruppe III	528	Probandinnen-Geschwister.
	879	Probandinnen-Geschwister-Kinder, das sind insgesamt
	3225	Personen. Hierzu kommen
Gruppe IV	200	Eltern des Probanden und
	400	Großeltern des Probanden, außerdem
Gruppe V	212	Eltern der Probandinnen und
	424	Großeltern der Probandinnen, zusammen gleich 1236, insgesamt
	4461	Personen.

Unberücksichtigt sind bei dieser zahlenmäßigen Zusammenstellung die Illegitimen, Halb- und Stiefverwandtschaften. Von den vorgenannten 5 Gruppen besprechen wir in dem nächstfolgenden zweiten Teil im wesentlichen die Probanden, die Probandinnen und die Probanden-Kinder zusammen 511 Personen.

II. Teil.

A. Die Probanden.

1. Berufsgliederung und Berufswechsel der Probanden.

Über die Materialgewinnung wurde im vorherigen Teil, der auch das Methodische brachte, bereits alles Wesentliche gesagt. Die Gesamtheit unserer jetzt zu besprechenden Werkmeister soll nach den Überlegungen des ersten Teiles auf Grund unserer Voruntersuchungen eine bereits näher umschriebene Auslese darstellen, und wir haben im Folgenden im Einzelnen zu prüfen, ob die Werkmeister, unsere Probanden, den von uns an sie gestellten Anforderungen entsprechen. Die von uns auf Grund unserer Voruntersuchungen gewonnene Gruppe von Werkmeistern umfaßt vorerst alle möglichen Berufsarten. Wir haben diese Möglichkeit der Erfassung von Werkmeistern mit verschiedenartiger Spezialausbildung absichtlich ergriffen. Wir wollten auf diese Art und Weise den nächstmöglichen Anschluß unserer Arbeiten über Auslesebevölkerungsschichten an die bisherigen Untersuchungen in der Durchschnittsbevölkerung gewinnen, ohne schon jetzt irgendeine Spezialgruppe herauszugreifen. Dadurch, daß wir die Probanden und die Probandinnen in zwei in sich vollkommen getrennten und geschlossenen Kapiteln behandeln, kommen wir einerseits zu einer Beurteilung der Probanden-Kinder zu ihren Eltern insgesamt und andererseits zu der getrennten Erfassung des Erbstromes über den Vater und des Erbstromes über die Mutter.

In dieser Hinzuziehung des mütterlichen Erbstromes liegt ein weiterer wesentlicher Unterschied dieser Arbeit zu anderen und zu früher genannten Arbeiten. Es ergibt sich also für uns die Möglichkeit, die Probanden-Kinder, und diese stehen ja letzten Endes im Brennpunkt unseres Interesses, getrennt nach väterlicher und mütterlicher erblicher Beeinflussung sowohl im positiven als auch im negativen Sinne zu allen möglichen Verwandtschaftsgraden, wie väterliche und mütterliche Geschwisterschaften usw., in Beziehung zu setzen.

Einen weiteren Vorteil der getrennten Behandlung der Probanden und der Probandinnen sehen wir auch darin, daß wir so die erblich belasteten und unbelasteten Sippen leichter trennen und miteinander in Beziehung setzen können. Alle im Folgenden zu besprechenden Probanden wurden persönlich aufgesucht und soweit nötig auch untersucht.

Die *berufliche Untergliederung* unserer Werkmeister ergibt sich aus der Zusammenstellung der Berufe der Werkmeister in der Tabelle 6. Die absoluten Zahlen der Tabelle 6 sind zu gleicher Zeit Prozentzahlen, da sie immer auf 100 Probanden zu beziehen sind. Es gehören also, wie es die Tabelle 6 zeigt, 66% unserer Werkmeister Ausgangsberufen an, die der Metallbranche zuzurechnen sind. Von diesen Berufen der Metallbranche stellen wieder die Schlosser und nach diesen die Mechaniker

Tabelle 6. Berufsgliederung der Probanden.

Nr.	Beruf		
1	Schlosser	19	
2	Mechaniker	14	
3	Feinmechaniker	9	
4	Maschinenschlosser . . .	4	
5	Schmied	4	
6	Kunst- und Bauschlosser	3	
7	Maschinenbauer	3	
8	Werkzeugmacher . . .	2	
9	Dreher	2	
10	Reparaturschlosser . . .	1	
11	Elektromechaniker . . .	1	
12	Eisengießer	1	
13	Feilenhauer	1	
14	Eisendreher	1	
15	Kesselschmied	1	66
	Übertrag		66
	Übertrag		66
16	Schreiner	11	
17	Holzpolier	1	12
18	Buchbinder	6	
19	Buchdrucker	2	8
20	Schneider	1	
21	Gürtler	1	
22	Uhrmacher	1	
23	Vergolder	1	
24	Silberschmied	1	
25	Orgelbauer	1	
26	Steinmetz	1	
27	Schriftenmaler	1	
28	Diener	1	
29	Kaufmann	2	
30	Ungelernt	3	14
	Gesamtsumme		100

den höchsten Prozentsatz unserer Werkmeister. Es ergibt sich also schon rein zahlenmäßig aus den hier gebrachten Zahlen, die wir nach den von uns angestellten Kontrollerhebungen als gesichert ansehen müssen, daß wir das Hauptkontingent der Werkmeister unter den Ausgangsberufen der Metallbranche und hier wieder bei den Schlossern und Mechanikern zu suchen haben werden. Wir finden diese Berufe in der linken Hälfte der Tabelle 6 angeführt. Unsere später zu besprechenden Spezialgruppen gehören auf Grund vorstehender Überlegungen dann ebenfalls alle mit wenigen Ausnahmen der Metallbranche an. Der Anteil des Schreinerhandwerkes beträgt bei unseren Probanden 12%, das sind zusammen 78%. Die nächstgroße Gruppe ist die der gelernten Buchdrucker und Buchbinder mit 8% (2% Buckdrucker und 6% Buchbinder), wobei es zur Frage steht, ob man die 2% Buchdrucker, die mit zu der Abteilung Druck zählen, nicht besser mit zu dem Metallhandwerk zählen soll, anstatt zum Beruf der Buchbinder. Es sei das, als für unsere weiteren Überlegungen unmaßgeblich, dahingestellt. Die restlichen 14% verteilen sich auf je einen Schneider, Gürtler, Uhrmacher, Vergolder, Silberschmied, Orgelbauer, Steinmetz, Schriftenmaler, Diener und zuletzt auf 2 Kaufleute und auf 3 Ungelernte. Auch bei diesen Berufen könnten wir mit Recht die beiden Berufe Uhrmacher und Silberschmied als Feinstmechaniker und Feinschmied mit zu der Metallbranche zählen, so daß dann also *insgesamt 70% unserer in lückenloser Folge aus der Gesamtheit aller in München ansässigen verheirateten Werkmeister gewonnenen Probanden der Metallbranche zuzurechnen sind.* Alle letztgenannten Berufe finden wir in der rechten Hälfte der Tabelle 6 angeführt.

Wir haben diese Unterteilung außer der Übersichtlichkeit wegen auch gerade deshalb gebracht, weil wir auf vorstehende Schlußfolgerung

Tabelle 7. Berufswechsel.

Lfd. Nr.	Akt-Nr.	I. Beruf	II. Beruf
1	97/246	Silberschmied	Zahntechniker/Werkmeister
2	80/200	Schlosser	Elektrotechniker/Werkmeister
3	16/36	Gürtler	Maschinenmeister/Werkmeister
4	83/204	Steinmetz	Monteur/Werkmeister
5	26/56	Diener	Optiker/Werkmeister
6	36/75	Schmied/Werkmeister	Kaufmann
7	46/98	Kaufmann im Holzhandel	Werkmeister im Sägewerk
8	2/7	Ungelernter Arbeiter	Werkmeister in Seifenfabrik
9	5/20	Ungelernter Arbeiter	Werkmeister in Farbenfabrik
10	29/63	Ungelernter Arbeiter	Werkmeister in Weinbrennerei

aus der Beteiligung der einzelnen Berufssparten am Werkmeisterberuf besonders hinweisen wollten und weil wir bei einem späteren Vergleich mit den auf andere Weise gewonnenen Ausgangspersonen auf diese Prozentzahlen und Verhältnisse zurückkommen müssen. Von unseren Probanden waren 7 nicht in dem ursprünglich erlernten Beruf mehr tätig, sondern hatten einen Berufswechsel vollzogen. Eine Zusammenstellung der Art des Berufswechsels zeigt die Tabelle 7.

6 von den Probanden waren erst nach dem Berufswechsel Werkmeister geworden. Die in der Tabelle 7 unter 1, 2 und 7 angeführten Berufsveränderungen führten zu verwandten Berufen.

1. *Proband 97/246:* Vater Tapezierermeister. Kindheit unauffällig. Besuchte bei guter Begabung als mittlerer Schüler die Mittelschule, Fortbildungsschule und Zeichenkurse. Er lernte Silberschmied, wurde später Zahntechniker und Werkmeister in einem zahntechnischen Laboratorium, in dem über 25 Personen tätig waren. Er ist musikalisch, zeichnet, bastelt und modelliert auch im Privatleben gerne. Er besitzt Organisationstalent und Gemeinschaftsgefühl, ist bescheiden und interessiert. Er bietet keinerlei Auffälligkeiten.

2. *Proband 80/200:* Uneheliches Kind, beim Pflegevater groß geworden. Besuchte bei guter Begabung als mittlerer Schüler die Volksschule, Sonntagsschule und Gewerbefortbildungsschule. Er lernte das Schlosserhandwerk und ging später zur Elektrotechnik über. Er wurde Werkmeister an einer technischen Hochschule. Bastler. Liebenswürdig, aufgeschlossen, interessiert. 20jährig eine Go. Sonst kein Befund.

7. *Proband 46/98:* Vater Holzhändler und Brauereibesitzer. Besuchte Volksschule und 2 Jahre Realschule. Wurde Kaufmann im Holzhandel. Ungleichmäßig fleißiger, allgemein begabter Schüler. Rechnen sehr gut. Organisationstalent. Einfache Natur, keine außerberuflichen Interessen. Als Erholung Kartenspiel. Gesangverein. Spießbürger, bei der Exploration offen und bereitwillig. Sonst keine Auffälligkeiten.

Ein eigentlicher Berufswechsel trat nur bei 3 Probanden ein. Es sind das die in der Tabelle 7 unter 3, 4 und 5 angeführten Fälle.

3. *Proband 16/36:* Vater Küfer und Weinhändler. Proband besuchte als mittlerer Schüler bei mittlerer Begabung die Volksschule und 2 Lateinklassen. Er erlernte die Gürtlerei, spezialisierte sich auf Kirchenarbeit, ging in das Metallfach über, interessierte sich für elektrische Maschinen, wurde Maschinenmeister in einer Eisengießerei und später Werkmeister in einer Waschanstalt. Äußerst tüchtig in seinem Fach, sparsam, offen ehrlich, tierliebend. Bietet keine Besonderheiten.

4. *Proband 83/204:* Vater Maschinist. Proband mittlerer Schüler bei mittelmäßiger Begabung. Volksschule. Wurde Steinmetz, später Monteur, Obermonteur, Werkstättenführer, Werkmeister. Führte Montageaufträge durch in Deutschland, Frankreich, Belgien, Rumänien, Bulgarien, Türkei. Bastler, Gartenfreund, Naturfreund. Organisationstalent, sehr arbeitsam. Freundlich, gutmütig, und interessiert. Keine Besonderheiten.

5. *Proband 26/56:* Vater Glasschleifermeister. Proband besuchte Volksschule als mittlerer Schüler bei mittlerer Begabung. Lernte Diener. Sehr gewandt und aufgeschlossen, dabei bescheiden und zurückhaltend. Interessierte sich für Optik und wurde Werkmeister in einem optischen Betriebe. „Sehr eifersüchtig.“ Ehe wurde nach 25 Jahren aus Verschulden des Mannes geschieden. (Verstand sich nicht mit seiner Frau.) Spricht gut von der geschiedenen Frau, ist stolz auf seine Kinder. „Eigener Charakter.“ Außerhalb der Ehe keine Auffälligkeiten. Kommt weiter mit seiner geschiedenen Frau und seinen Kindern zusammen.

Bei dem unter 6 in der Tabelle 7 geführten Probanden handelt es sich um einen Berufswechsel nach Abschluß der Werkmeistertätigkeit.

6. *Proband 36/75:* Vater Schmiedemeister. Besuchte mit sehr guter Begabung als sehr guter Schüler die Volksschule und die Fortbildungsschule. War Werkmeister in einer Artilleriewerkstatt, nachdem er Schmied gelernt hatte. Als sein Betrieb still gelegt wurde, betätigte er sich als Kaufmann im Fahrrad-, Auto- und Motorradgroßhandel. Sehr strebsam, tüchtig, liebenswürdig und beliebt. Guter Rechner, Bastler und Zeichner. Befaßte sich auch mit Verbesserungen und Erfindungen. Soziales Interesse. Luftschutzblockwart, Zellenleiter, Volkswohlfahrt, SA., Arbeitsfront, Parteimitglied, Hausverwalter usw. Keine Besonderheiten.

Außerdem finden wir in der Tabelle 7 noch 3 ungelernte Arbeiter, die es bis zu einer Werkmeisterstellung brachten und deshalb auch unser besonderes Interesse verdienen.

8. *Proband 2/7:* Vater Bäckermeister, Gastwirt und Realitätenbesitzer. Uneheliche Zwillingsgeburt. Partnerin klein gestorben. Bei mittlerer Begabung als mittlerer Schüler Volksschule. Kam als Arbeiter in die Großstadt, wurde Vorarbeiter, Werkmeister und später Betriebsleiter in einer Seifen- und Margarinefabrik. Machte Meisterprüfung in der Fett-Technik. Organisationstalent. Jäger, Naturfreund. Keine Besonderheiten.

9. *Proband 5/20:* Vater Maurer, verunglückte mit 32 Jahren schwer, konnte mit 39 Jahren nicht mehr arbeiten. Proband besuchte bei mittlerer Begabung als mittlerer Schüler die Volksschule. Wurde nach seiner Militärzeit als Unteroffizier entlassen. Arbeitete sich, als einfacher Arbeiter anfangend, in einer Farbenfabrik zum Werkmeister empor. Tierfreund, liebenswürdig. Offenherzig berichtet er von seinem Gesetzeskonflikt. Wurde mit 18 Monaten Gefängnis bestraft wegen Körperverletzung. Nach der Schilderung des Probanden handelte es sich bei dem Delikt um eine Rauferei gelegentlich eines Waldfestes. Es wurde bei dieser Rauferei mit Messern gestochen. Das Waldfest fand in Bayern statt. Die Gefangenenabteilung für männliche Gefangene, wo der Proband seine Strafe verbüßte, wurde 1932 aufgelassen. Die in Frage kommenden Akten sind bereits eingestampft. Man gewinnt bei dem Probanden nicht den Eindruck, daß man es mit einem brutalen oder rauflustigen Menschen zu tun hat. Trat am 23. Juni 1932 aus Überzeugung aus der katholischen Kirche aus — Freidenker.

10. *Proband 29/63:* Uneheliches Kind, Vater angeblich Bäcker, Stiefvater Zimmermann. Schwacher Schüler bei mittlerer Begabung. Er wurde als Raufer und frecher Mensch charakterisiert. Ungelernt, wurde beim Militär Unteroffizier. Wurde Werkmeister in einer Weinbrennerei. Leberleidend (Cirrhose), Potator, Gedächtnisschwäche, Arteriosklerose.

Abgesehen von der nachberuflichen Tätigkeit des Probanden 36/75 entsprach allen vorgenannten Berufsänderungen letzten Endes jedoch eine berufliche Position, die denjenigen, der seinen Beruf gewechselt hatte, innerhalb des letzterwählten Fachgebietes befähigte, als Werkmeister über seine Mitarbeiter zu fungieren. Es sei kurz daran erinnert, daß bei allen sonstigen soziologischen und biologischen Betrachtungen im Verlaufe unserer Arbeiten im Hinblick auf die rassenhygienischen Belange, unsere Fragestellung von psychiatrischen Gesichtspunkten ausging. Aus diesem Grunde spielten die Gefährdungszeiten der wesentlichen psychiatrischen Erkrankungen, und somit das Verhältnis des Alters der Probanden und das ihrer Kinder zueinander für den Altersaufbau unseres Ausgangsmaterials für uns eine wesentliche Rolle.

2. *Durchschnittsalter, Todesursachen und Altersaufbau der Probanden.*

Das *Durchschnittsalter* unserer lebend und tot aus der Beobachtung ausgeschiedenen Probanden beträgt 63 Jahre. Der jüngste Proband war am 1. 8. 39 49 Jahre alt, der älteste war zu der gleichen Zeit 80 Jahre alt. Es ist also auch unser jüngster Proband bereits über das Gefährdungsalter der erblichen psychiatrischen Erkrankungen hinaus, während das Alter der übrigen auch die Möglichkeit der Beobachtung des Auftretens von Alterspsychosen und Alterserkrankungen mit psychischen Störungen offen läßt. Das Durchschnittsalter von 63 Jahren schien uns gerade geeignet zu sein für unsere anzustellenden Untersuchungen. Hätten wir es noch weiter heraufgesetzt, so wäre bereits die Gefahr zu groß gewesen, daß ein allzu hoher Prozentsatz der Probanden sich der von uns vorgesehenen persönlichen Untersuchung bzw. Exploration bereits durch Tod entzogen hätte. Wir haben auch bereits im ersten Teil dieser Arbeit gezeigt, warum wir für unsere Ausgangspersonen gerade diese Zeitspanne (49—80 Jahre alte Probanden) wählen mußten. (Vgl. hierzu die Tabelle 3 der Gefährdungszeiten im ersten Teil dieser Arbeit.)

Von unseren 100 Werkmeistern war einer während der Inangriffnahme der Aıbeit bereits im Alter von 74 Jahren an Herzschwäche bei Arteriosklerose gestorben (1936).

Proband 86/211: Vater Tagelöhner. Proband besuchte als guter Schüler bei guter Begabung die Volks- und Fachschule. War immer in demselben Beruf (Schlosser) tätig. 1914—1915 schwere Quecksilbervergiftung im Beruf, verlor damals alle Zähne. Verfügte über ein sehr gutes Gedächtnis, war peinlich genau, gewissenhaft, aufrichtig, häuslich, familiensorgend, solide. Starb 1936. Er hatte einen Leistenbruch, psychische Besonderheiten oder Geisteskrankheiten fanden sich auch in der ganzen Verwandtschaft nicht.

8 starben im Verlaufe der Bearbeitung. 91 Probanden schieden am 1. 8. 39 lebend aus der Beobachtung aus. Die *Todesursachen* der 9 gestorben aus der Beobachtung ausgeschiedenen Probanden finden wir in der Tabelle 8 zusammengestellt. Die Todesursachen sind in der Tabelle 8 nach dem .Sterbealter geordnet.

Tabelle 8. Todesursachen der tot aus der Beobachtung ausgeschiedenen Probanden.

Lfd. Nr.	Akt-Nr.	Todesursache	Sterbealter in Jahren	Sterbejahr
1	39/83	Leber- und Darmcarcinom	52	1937
2	55/122	Magencarcinom	60	1937
3	29/63	Apoplexie	61	1937
4	18/38	Lungentuberkulose	61	1938
5	9/25	Rectumcarcinom	62	1938
6	61/138	Suicid (Gas)	66	1936
7	15/35	Herzmuskelschwäche, Wassersucht	71	1938
8	86/211	Herzschwäche bei Arteriosklerose	74	1936
9	22/45	Herzmuskelentartung	80	1937

Die häufigsten Todesursachen bildeten das Carcinom und die Erkrankungen des Herzens. Wir fanden sie bei unseren Probanden zu je 3% als Todesursache. Je 1 Proband starb an Leber- und Darmcarcinom (52 Jahre), Magencarcinom (60 Jahre) und Rectumcarcinom (62 Jahre). Von allen Verstorbenen verstarb ein Drittel an Carcinom. Erkrankungen und Todesfälle an Carcinom in jugendlichem Alter fanden wir bei unseren Probanden nicht. Die an Erkrankungen des Herzens verstorbenen 3 Probanden starben im Alter von 71, 74 und 80 Jahren. Je 1% starben an Lungentuberkulose (61 Jahre), Schlaganfall (61 Jahre) und Suicid (66 Jahre). (Prob. 61/138 vgl. Kasuistik). Das *Durchschnittsalter* der tot aus der Beobachtung ausgeschiedenen Probanden beträgt 65 Jahre. Der jüngste der tot ausgeschiedenen Probanden war 52 Jahre, der älteste 80 Jahre alt. Die *Altersgruppenverteilung der* Probanden, die am 1. 8. 39 lebend aus der Beobachtung ausschieden, finden wir in der Tabelle 9.

Tabelle 9. Altersgruppen der lebend aus der Beobachtung ausgeschiedenen Probanden.

Alter in Jahren	Lebend schieden aus	Alter in Jahren	Lebend schieden aus	Alter in Jahren	Lebend schieden aus	Alter in Jahren	Lebend schieden aus	Alter in Jahren	Lebend schieden aus	Alter in Jahren	Lebend schieden aus	Alter in Jahren	Lebend schieden aus
45	—	50	3	55	4	60	5	65	5	70	1	75	1
46	—	51	2	56	3	61	5	66	3	71	3	76	—
47	—	52	3	57	6	62	5	67	2	72	—	77	—
48	—	53	4	58	5	63	3	68	2	73	4	78	—
49	3	54	2	59	4	64	7	69	4	74	2	79	—
Summe	3		14		22		25		16		10		1

Summe insgesamt 91

Unser jüngster, lebend aus der Beobachtung ausgeschiedener Proband war am 1. 8. 39 49 Jahre, unser ältester lebend aus der Beobachtung ausgeschiedener Proband zu gleicher Zeit 75 Jahre alt. Der Anteil der einzelnen, nach 5 Jahren zusammengefaßten Altersgruppen, ist ebenfalls in der Tabelle 9 besonders hervorgehoben. Den niedrigsten Anteil stellt die Altersgrenze 75—79 Jahre, nämlich einen Probanden. Den nächsthöheren Anteil (3 Probanden) stellt die Altersgruppe 45—49 Jahre. Dann folgen mit 10, 14 und 16 Probanden die Altersgruppen 70 bis 74 Jahre, 50—54 Jahre und 65—69 Jahre. Die meisten der lebend aus der Beobachtung ausgeschiedenen Probanden fanden sich in den Altersgruppen 55—59 und 60—64 Jahre, nämlich 22 und 25 Probanden. Das Durchschnittsalter der lebend aus der Beobachtung ausgeschiedenen Probanden beträgt somit 61 Jahre, während das der gestorben aus der Beobachtung ausgeschiedenen 65 Jahre betrug. Vorstehende Zahlenverhältnisse finden wir ebenfalls bei der Besprechung der Probandinnen in Gegenüberstellung zu den dort gefundenen Zahlen wieder.

Alle Probanden befinden sich demnach sowohl selber als auch die Mehrzahl ihrer Kinder in einem Alter, das in einer für uns zu jeder wesentlichen psychiatrischen Fragestellung wertbaren Beziehung steht. Allerdings müssen wir hierbei auf die Erkrankungen des höheren Lebensalters bei den Probandenkindern verzichten, da wir ja nicht gleichzeitig die Erkrankungen des höheren Lebensalters an zwei aufeinanderfolgenden Generationen am Lebenden bei dieser Form der Untersuchung durchführen können. Jedoch könnte man in einigen Jahrzehnten diese Untersuchungen leicht ergänzen, wie ja überhaupt diese Arbeit, die zugleich programmatischen Charakter trägt, nur ein Glied einer Kette ist (vgl. Tabelle 3 I. Teil, Gefährdungszeiten S. 15). Ich verweise hierbei auch auf die Ausführungen im ersten Teil und auf die Altersklassentabellen des I. Teiles dieser Arbeit.

3. *Konfession und Geburtsorte der Probanden.*

Über die *Konfessionszugehörigkeit* ist kurz zu erwähnen, daß ursprünglich 20% der Probanden evangelischer, 80% katholischer Konfession waren. Das Überwiegen der katholischen Probanden entspricht der Tatsache, daß sie zumeist aus katholischen Gebieten (Bayern) stammen. Ein Religionswechsel im Sinne eines Übertritts zu einer anderen Konfession fand bei keinem statt. 2 Probanden (5/20 und 66/143) traten 1927 bzw. 1932 aus der katholischen Kirche aus. Der Proband 5/20 wurde bereits bei der Besprechung des Berufswechsels skizziert.

Proband 66/143: Vater Schuhmachermeister, 7 Geschwister, schwere Jugend. Guter Schüler bei guter Begabung, Kriegsfreiwilliger, wurde Sanitätsunteroffizier, gehörte der freiwilligen Sanitätskolonne an; Naturfreund, Gesangverein, frisch, aufgeweckt, sehr arbeitsam, interessiert. Werkmeister in einer Buchbinderei. Trat aus Überzeugung aus der katholischen Kirche aus — Freidenker.

Die Frage der *Stadt-* und *Landgebürtigkeit* haben wir in der Weise bearbeitet, daß wir uns an die Gruppierung der statistischen Jahrbücher anlehnten, um so spätere Vergleichsmöglichkeiten zu schaffen.

Wie aus der Tabelle 10 ersichtlich ist, stellt die Gruppe der Gemeinden unter 2000 Einwohnern, also die ländliche Bevölkerung, allein 35% unserer Werkmeister, das ist über ein Drittel aller unserer Probanden. Die Prozentzahlen sinken dann, wie ebenfalls aus der Tabelle 10 ersichtlich, über die Gemeinden von 2000—10 000 Einwohnern mit 23% zu denen mit 10 000—100 000 Einwohnern auf 15% herab. Erst die Großstadt (über 100 000 Einwohner) stellt wieder ein größeres Kontingent, nämlich 27%. Es ist hieraus ersichtlich, welch großen Wert man auf Grund vorstehender Zahlen auf den ländlich geborenen Nachwuchs auch gerade für die technischen Berufe zu legen hat. Ganz besonders aber sei hierbei betont, daß wir es bei unseren Probanden ja nicht mit irgendwelchen in technischen Berufen handwerklich tätigen Menschen zu tun haben, sondern mit einer Menschenschicht, die wir, als die in ihrem Beruf führende Schicht, als Auslese bewerten. Für die Frage nach den Gründen der Landflucht ein sicher nicht zu übersehender Hinweis, zumal wenn wir bedenken, daß einer ausgesprochenen technischen Neigung und Begabung unter dem Druck des Vorwärtskommenwollens und im Interesse des Führernachwuchses Vorwärtskommenmüssens kein hemmender Riegel vorgeschoben werden darf.

Tabelle 10. Geburtsorte von 100 Probanden.

Gemeinden				
bis 2000	von 2000 bis 10000	von 10000 bis 100000	von über 100000	Summe
Einwohnern in %				%
35	23	15	27	100

4. Geburtsverhältnisse, illegitim Geborene, Heiratsalter und Ehescheidungen der Probanden.

95% aller unserer Probanden sind normale Geburten, 3% sind Zangengeburten. Hinzu kommt eine gleichgeschlechtliche und eine zweigeschlechtliche Zwillingsgeburt.

Proband 2/7: Zweigeschlechtliche Zwillingsgeburt, die Schwester starb 3tägig an Lebensschwäche. *Proband 83/204:* Gleichgeschlechtliche Zwillingsgeburt, der Bruder, Dr. phil., hat 16 Kinder aus 3 Ehen.

Frühgeburten fanden sich unter unseren Ausgangspersonen nicht, wobei allerdings die mögliche anamnestische Fehlerquelle unberücksichtigt bleiben mußte. Von unseren Probanden waren 92% ehelich geboren. Die ehelich Geborenen setzen sich aus 87 nach der Eheschließung Geborenen und 5 vorehelich Geborenen zusammen.

Wir haben in allen Kapiteln dieser Arbeit diese Unterteilung, ehelich, vorehelich und unehelich durchgeführt. Hierbei war für uns im Gegensatz zu anderen Arbeiten und deren Unterteilungen nicht die gesetzmäßige Legitimation oder polizeiliche Eintragung usw. maßgeblich bei der Beurteilung ob eheliche oder uneheliche Geburt, sondern lediglich die tatsächliche, für unsere erbbiologische Betrachtung wesentliche, Abstammung. 8% der Probanden entstammten einem illegitimen Verhältnis.

Wenn wir diesen Prozentsatz der unehelich geborenen Probanden auswerten wollen, so müssen wir, indem wir das Durchschnittsalter unserer lebend und gestorben aus der Beobachtung ausgeschiedenen Probanden in Rechnung setzen, eine Bevölkerung zum Vergleich heranziehen, die um 1876 geboren wurde. 1876—1880 kamen auf 100 lebend und tot Geborene im Jahresdurchschnitt im gesamten deutschen Reiche (ohne Helgoland) 8,8% unehelich Geborene. In diesen 8,8% unehelich Geborenen sind nun allerdings die Totgeborenen mitenthalten, die wir naturgemäß bei der Aufstellung unserer Probandenreihen nicht mitberücksichtigen konnten. 1876—1880 entfielen auf 100 Lebend- und Totgeborene 3,9% Totgeborene. Wenn wir berücksichtigen, daß die Totgeborenen mit 3,9% für die Zeitspanne von 1876—1880 errechnet wurden, so hätten wir zu unseren lebend geborenen Werkmeistern rund 4 Totgeborene hinzuzurechnen, so daß sich unsere Werte unter Berücksichtigung der Tatsache, daß die totgeborenen Unehelichen die ehelich Totgeborenen im Durchschnitt im Hundertsatz um 1—2% übertreffen, den bisher bekannten sehr nähern. Hieraus ergibt sich, daß sich unehelich Geborene bei unseren Probanden ungefähr in demselben Zahlenverhältnis finden, wie in der zu ihnen zeitmäßig gehörenden Gesamtbevölkerung des deutschen Reiches. Diese Fragestellung ist für die Beurteilung der Frage des unehelichen Kindes in bezug auf seine Beteiligung an den biologischen Auslesevorgängen innerhalb unserer Bevölkerung von Interesse.

Wir wollen hier gleich die 8 *illegitim geborenen Werkmeister* in bezug auf ihre körperlichen und psychischen Besonderheiten gesondert betrachten. Wir finden, daß nur 4 von ihnen in keiner Weise Besonderheiten oder Auffälligkeiten bieten. Es sind dies die Probanden 1/2, 2/7, 70/161 und 80/200. Von den übrigen 4 ist 1 Alkoholiker (der einzige unserer Probanden mit Alkoholabusus P♂ 29/63), ein anderer ist geschieden (P♂ 35/74). Ein Proband zeigt psychische Besonderheiten (vgl. P♂ 47/99 im kasuistischen Teil), und einer gehört zu den „Körperängstlichen" (P♂ 90/220).

Wenn so einerseits aus den vorherigen Entwicklungen über die prozentuale Beteiligung der um 1876 Geborenen an Auslesevorgängen innerhalb der Bevölkerung eine gleichwertige Beteiligung des illegitim Geborenen an dem biologischen Ausleseprozeß hervorzugehen schien, so wird durch letzte Überlegungen jedoch bereits die quantitative und die qualitative Form dieses Beitrages der illegitim Geborenen am Auslesevorgang deutlich gegeneinander abgesetzt.

Die vorgenannten 8 Fälle besagen an sich nicht viel, da der Zufall hier eine Rolle spielen kann. Es soll an dieser Stelle auch nur auf das

Tabelle 11. Heiratsalter der Probanden.

Alter der Probanden in Jahren	Bei I. Ehe	Bei II. Ehe nach Tod des vorherigen Partners	Bei II. Ehe nach Scheidung			Bei III. Ehe nach Tod des vorherigen Partners	Bei IV. Ehe nach Tod des vorherigen Partners
			aus Verschulden des Mannes	aus Verschulden der Frau	aus beiderseitigem Verschulden		
15—19	—	—	—	—	—	—	—
20—24	37	—	—	—	—	—	—
25—29	51	1	—	—	—	—	—
30—34	7	1	—	—	—	—	—
35—39	4	2	1	—	—	—	—
40—44	1	1	—	—	1	—	—
45—49	—	3	—	—	1	—	—
50—54	—	3	—	—	—	—	—
55—59	—	2	—	—	—	1	—
60—64	—	1	—	—	—	—	1
Summe	100	14	1	—	2	1	1

Durchschnittheiratsalter: 26 Jahre.

Interesse hingewiesen werden, das auch illegitim Geborene, ebenso wie geschiedene Ehepartner, für psychiatrische Überlegungen verdienen können.

Im Zusammenhang mit der Frage der Auslese durch Gattenwahl haben wir auch die *Eheschließungsdaten* unserer Probanden verwertet, wie wir sie in der Tabelle 11 zusammengestellt haben.

Der größte Prozentsatz (63%) unserer Probanden war bei der ersten Eheschließung über 25 Jahre alt. Zu diesen 63% wieder stellte die Altersgruppe von 25—29 Jahren 51% aller Probanden, die Altersgruppe von 30—34 Jahren 7%, von 35—39 Jahren 4% und von 40—44 Jahren 1%. Es handelt sich bei allen vorgenannten Eheschließungen natürlich um Erstehen. Nur 37% aller unserer Probanden schlossen ihre erste Ehe zwischen 20 und 24 Jahren. Die Beteiligung der einzelnen Lebensalter ist aus der Tabelle 11 direkt abzulesen. Das durchschnittliche Heiratsalter beträgt somit 26,12 Jahre. Es ist ersichtlich, daß unsere Probanden erst in einem verhältnismäßig hohen Lebensalter zur Eheschließung kommen. 17 von unseren Probanden gingen eine zweite Ehe ein. 1 Proband hatte insgesamt 4 Ehefrauen.

Proband 10/26: Vater Braumeister, Proband mittlerer Schüler, ruhiger, ehrlicher, zurückhaltender Charakter. Etwas eigenbrödlerisch. Kanarienvogelzucht. Er lernte den Mechanikerberuf, wurde Maschinist, später Werkmeister. Schloß seine 4 Ehen im Alter von 21, 37, 55 und 62 Jahren. Aus erster Ehe 2 Kinder. Eines starb mit 2 Jahren an Lungenentzündung, der 2. Sohn wurde Ingenieur. Eltern und Geschwister zeigen nichts Auffälliges. Alle Ehefrauen starben eines natürlichen Todes.

Der Proband 10/26 ging also noch eine 3. und 4. Ehe ein, so daß wir, wie ebenfalls aus der Tabelle 11 ersichtlich ist, insgesamt auf 19 Mehrehen kommen. 2 Ehepaare (35/74 und 73/173) leben getrennt. 3 geschiedene Probanden (22/45, 26/56 und 69/160) hatten im Alter von

45 Jahren, 51 Jahren und 42 Jahren nach der Scheidung noch nicht wieder geheiratet. 3 unserer Probanden (18/38, 35/74 und 53/117) heirateten nach der Scheidung wieder. Wir haben somit bei unseren 100 Werkmeisterehen bei einem Durchschnittsalter der lebend und tot aus der Beobachtung ausgeschiedenen Probanden von 63 Jahren 6 Ehescheidungen. 1 geschiedener Proband heiratete seine geschiedene Frau wieder und trennte sich dann nochmals von ihr, jedoch ohne neue Scheidung (35/74). Auf Grund der gerichtlichen Ehescheidungssprüche wurden 2 Probanden (18/38 und 35/74) aus beiderseitigem Verschulden geschieden. 1 Probandenehe wurde aus Verschulden der Frau geschieden (22/45). 3 Probandenehen wurden aus Verschulden des Mannes geschieden (26/56, 69/160 und 53/117). Da uns eine gerichtliche Entscheidung in Ehescheidungsangelegenheiten jedoch oft wenig, gelegentlich auch das Gegenteil der realen Schuld an der Ehescheidung dokumentiert, halten wir uns zugleich bei unserer Beurteilung an das Bild, welches wir von den einzelnen Persönlichkeiten uns in oft langer Beobachtung bilden konnten. Wir kamen hierbei zusammenfassend zu folgenden Ergebnisen:

Proband 18/38: Aus *beiderseitigem Verschulden* geschieden, bot uns keinerlei Besonderheiten. Er lebte in zweiter Ehe sehr harmonisch und glücklich. Vater Getreidekaufmann. Proband besuchte als guter Schüler bei guter Begabung Volks- und Zeichenschule. Wurde Maschinenschlosser und Waffenmeister. Musikalisch und auch sonst künstlerisch veranlagt. Zeichnet, modelliert und bastelt. Besitzt Organisationstalent, Hauptinteresse Rechnen, Mathematik, Erfinden. Ruhig und ausgeglichen, freigebig, beliebt, sehr strebsam. Hätte es sicher noch weiter gebracht, wenn ihm die erste Ehe nicht „so mißglückt" wäre. Verschiedene seiner Erfindungen und Verbesserungen auf heerestechnischem Gebiet waren brauchbar. Er hatte eine Tuberkulose und ist während der Beobachtung daran gestorben. Übrige Verwandtschaft ohne Besonderheit.

Proband 35/74: Die Ehe wurde ebenfalls aus *beiderseitigem Verschulden* geschieden. Proband uneheliches Kind, Vater Schuhmacher. Wurde bei den Großeltern erzogen, besuchte die Volksschule und die Sonntagsschule. Bei guter Begabung erlernte er mit wachsendem Erfolg die Kunst- und Bauschlosserei. Er wurde in seiner aktiven Militärzeit Unteroffizier, im Kriege Oberfeldwebel. Später war er in einer großen Fabrik Werkmeister und Kalkulator. Hat keine Geschwister. Eine Tochter multiple Sklerose. Er selber ist trotz seiner beruflichen Erfolge eine etwas ängstliche, wankelmütige und unentschiedene Natur, bietet jedoch nicht so viel Auffälliges, als daß man ihn bereits in die Rubrik der auffälligen Charaktere einreihen möchte. Auch in seinen Eheverhältnissen tritt eine gewisse Unstetheit zutage. Er heiratete 1901, wurde 1921 geschieden, heiratete 1925 seine erste Frau wieder, um sich 1931 wieder von ihr zu trennen.

Proband 22/45: Vater Landwirt. Volksschule und Technikum besuchte der Proband bei guter Begabung mit gutem Erfolg. Schlosser gelernt, gewandert in Frankreich, Tschechei, Italien und Ägypten. War Werkmeister in einem großen Betrieb. Zeitweise über 240 Arbeiter betreut. Organisationstalent, Zeichner, Redner, musikalisch. Wird 79jährig mit dem Rechenschieber in der Hand für einen Freund arbeitend angetroffen. Er ist heiter und humorvoll, von einer gütigen Reife. Spricht mit Nachsicht von seiner Frau. Die Ehe wurde aus *Verschulden der Frau* geschieden.

Proband 26/56: Die Ehe wurde *aus Verschulden des Mannes* geschieden. Der Proband ist sehr eifersüchtig, ein „eigener Charakter", neigt etwas zur Quälsucht. Jedoch trifft auf ihn dasselbe zu, wie oben bei Proband 35/74 gesagt. Eine weitere Charakteristik findet sich S. 36.

Proband 69/160: Vater Steinmetzmeister. Proband sehr guter Schüler bei sehr guter Führung und guter Begabung. Zuverlässig, fleißig, offen, bereitwillig. Turner, freiwillige Sanitätskolonne, Gesangverein. Ehefrau paßte nicht zu ihm, verbrauchte alles Geld für sich. *Eheliche Untreue der Frau.* Proband hat Schuld auf sich genommen, um geschieden zu werden und nochmals von vorne anfangen zu können. Hat dann jedoch nicht mehr geheiratet. In seiner Verwandtschaft findet sich bei einem Bruder eine multiple Sklerose. Eine Schwester war Epileptikerin und hatte eine Tuberkulose.

Proband 53/117: Ehe wurde aus *Verschulden des Mannes* geschieden. „Explosible Natur auf endogener Basis." Siehe dort und Kasuistik.

Proband 73/173: Getrennt lebend. „Sonderling." Siehe dort und Kasuistik.

Wir finden also unter unseren 7 geschiedenen oder von ihren Ehefrauen getrennt lebenden Probanden 2 die uns bei unseren „auffälligen Charakteren" wieder begegnen.

In 23 Fällen starben die Ehefrauen vor den Probanden (vgl. Probandinnen/Todesursachen). 15mal heirateten unsere verwitweten Probanden wieder, in 8 Fällen blieben sie bis zum Abschluß der Arbeit Witwer. Von diesen 8 Probanden, die nicht wieder heirateten, zeigten 4 nichts Auffälliges, Proband 23/47, 71/164, 86/211 und 99/257. Die restlichen 4 aller nicht wieder heiratenden Probanden finden wir im weiteren mit irgendeiner Auffälligkeit wieder verzeichnet. Es sind dies:

Proband 61/138: Depressiver Arteriosklerotiker, Suicid.

Proband 77/191: Nervenzusammenbruch und reaktive Suicidneigung bei endogener Belastung.

Proband 79/198: Arteriosklerotiker mit Neigung zu Depressionen.

Proband 90/220: Illegitim geboren, körperängstlich (vgl. S. 41).

Die Ehefrauen vorgenannter Probanden starben in obiger Reihenfolge mit 49, 54, 71 und 70 Jahren. Von den dazugehörigen Probanden starb Proband 61/138 1936 66jährig durch Suicid (Gas), die übrigen schieden in der weiteren Reihenfolge im Alter von 64, 71 und 74 Jahren am 1. 8. 39 lebend aus der Beobachtung aus. Wir fanden unter unseren Probanden nur eine Verwandtenehe (85/206), und zwar handelt es sich um eine Geschwisterkinder-Ehe. Geisteskrankheiten fanden sich in der Verwandtschaft dieses Probanden und dieser Probandin nicht.

5. *Berufe der Väter der Probanden.*

Für die Beurteilung des *Emporsteigens der Werkmeister* spielt natürlich auch die berufliche Tätigkeit ihrer Väter eine Rolle. Aus diesem Grunde wollen wir hier in der Tabelle 12 vorzeitig eine Übersicht über die Berufe der Väter unserer Probanden geben.

Die Berufe der Probanden-Väter beanspruchen naturgemäß eine viel umfassendere Berufsskala für sich, als die verhältnismäßig einheitlichen

Tabelle 12. Berufe der Probanden-Väter.

Nr.	Beruf	Anzahl	Summe
1	Werkführer	2	
2	Fabrikmeister	1	
3	Schlossermeister	3	
4	Gußmeister	1	
5	Schmiedemeister	3	
6	Schlosser	2	
7	Maschinist	1	
8	Kupferschmied	1	
9	Messerschmied	1	
10	Goldschmied	1	
11	Büchsenmacher	1	
12	Spenglermeister	1	18
13	Maurermeister	1	
14	Maurer	4	
15	Schreinermeister	1	
16	Schreiner	1	
17	Zimmerer	5	
18	Drechsler	1	
19	Tapeziermeister	1	
20	Schneidermeister	1	
21	Schneider	1	
22	Leinweber	1	
23	Kürschner	1	
24	Schuhmachermeister	4	
25	Schuhmacher	1	
26	Brennmeister	2	
27	Braumeister	3	
28	Küfer	1	
29	Bäckermeister	5	
30	Bäcker	1	
	Übertrag	35	18

Nr.	Beruf	Anzahl	Summe
	Übertrag	35	18
31	Metzgermeister	2	
32	Steinmetzmeister	1	
33	Steinmetz	2	
34	Hafnermeister	1	
35	Glasschleifermeister	1	
36	Bader	2	44
37	Lehrer	3	
38	Fabrikbesitzer	3	
39	Fuhrwerkbesitzer	1	
40	Feldwebel	1	
41	Kaufmann	1	
42	Obersteiger	1	
43	Bauführer	1	
44	Hypothekenbuchführer	1	
45	Bahnhofportier (fremdsprach.)	1	
46	Oberwagenmeister	1	
47	Stationsmeister	1	
48	Oberkellner	1	
49	Schutzmann	1	
50	Landwirt	5	
51	Oberbriefträger	1	
52	Briefträger	3	
53	Weichensteller	2	28
54	Wagenwärter	1	
55	Bahnarbeiter	1	
56	Hilfsarbeiter	5	
57	Gütler	2	
58	Bauernknecht	1	10
	Gesamtsumme		100

Ausgangsberufe der Probanden selber. Im Hinblick auf die Zusammenstellung der Berufe der Probanden haben wir die Tabelle 12 nach den gleichen Gesichtspunkten geordnet wie die Tabelle 6, wobei unser Hauptinteresse den handwerklichen Berufen gilt. Diese finden wir deswegen am Anfang der Tabelle verzeichnet.

Von den Probanden-Vätern gehörten 18% dem Metallhandwerk an. Von allen Probanden-Vätern waren 11% Meister oder in Meisterstellungen im Metallhandwerk tätig, 3% waren in Werkmeister- oder werkmeisterähnlichen Stellungen. Es ist hierbei allerdings zu berücksichtigen, daß sie um 1830—1890 lebten, als die Großindustrialisierung noch fehlte. Wesentlicher ist das Verhältnis der Meister zu den Nichtmeistern. Über die Hälfte aller unserer im Metallhandwerk tätigen Probanden-Väter sind zugleich Meister (11 : 18). Das übrige Handwerk ist mit 44% vertreten, so daß wir insgesamt auf 62% Probanden-Väter mit handwerklichen Berufen kommen. Von allen Probanden-Vätern waren 23% in diesen übrigen handwerklichen Berufen als Meister tätig, so daß bei 62% handwerklicher Berufe der Probanden-Väter 34% aller Probanden-

Väter zugleich auch Meister waren. Auf die handwerklichen Berufe (62) allein bezogen, ergibt das 50,5% Meister, d. h. also, daß bei unseren Probanden aus dem Handwerkerstande über 50% unserer Werkmeister hervorgingen. Hierbei gehörten wiederum von diesen Handwerkern, aus denen unser Werkmeisternachwuchs hervorging, über 50% selber dem Meisterstande an. 28% aller Probanden-Väter gehörten sonstigen Berufen an, wie sie in der Tabelle 12 angeführt sind. 10% sind als ungelernt zu bezeichnen.

6. *Psychiatrische und neurologische Erkrankungen und Besonderheiten bei den Probanden.*

Erwartungsgemäß ist die erbliche Belastung mit psychiatrischen und neurologischen Krankheitsformen und Besonderheiten bei unseren Ausgangspersonen sehr gering. Wir haben in allen Teilen unserer Arbeit absichtlich eine gesonderte Behandlung der schwereren und der leichteren Formen psychischer und neurologischer Erkrankungen vorgenommen. Zu den schwereren Formen würden etwa auch alle dem Sterilisationsgesetz unterliegenden Erkrankungen, schwere, asylierte Psychopathien usw. gehören. Den nichtasylierten Psychopathien und den leichteren Formen der auffälligen Charaktere räumten wir jeweils eine besondere Behandlung ein. Außerdem beschäftigten wir uns auch ebenfalls in den einzelnen Kapiteln gesondert mit den Vorgängen am Rande psychiatrischen Geschehens. Wir fanden bei unseren Probanden überhaupt keine Psychosen und in Sonderheit auch nicht solche Erkrankungen, die dem Sterilisationsgesetz unterliegen. An schwereren Auffälligkeiten stellten wir lediglich einen Suicidfall fest (P♂ 61/138). Wir finden den Probanden bei der Besprechung psychischer Störungen des höheren Lebensalters. Außerdem wäre an dieser Stelle ein „Krimineller“ zu erwähnen (P♂ 5/20, s. S. 36). Zu dem Fehlen von Psychosen und zu dem geringen Vorkommen von Auffälligkeiten von psychiatrischem Interesse bei unseren Probanden seien bei dieser Gelegenheit noch folgende Überlegungen gebracht:

Zu den Faktoren, die eine soziale und biologische Auslese bedingen, kommen nach Art der Auswahl der Ausgangspersonen meistens noch Artefakte hinzu. Auslese und Auswahl! Wir haben hier eine gute Gelegenheit, dieses zu demonstrieren. Wie bereits bekannt, erfaßten wir unsere Ausgangspersonen auf dem Wege über das Münchener Adreßbuch. Dadurch, daß wir nur die verheirateten Werkmeister für unsere Untersuchungen in Bertacht zogen, und hiervon wieder nur die in bestimmten Altersgruppen befindlichen und von diesen wieder nur die mit Kindern usw., trafen wir natürlich auch eine Auswahl unter den von uns als Auslese angesehenen Werkmeistern. Wir können so mit Vorbehalt etwa sagen, daß ein Proband, der im Alter von, sagen wir 70 Jahren, unter den vorgenannten Bedingungen im Münchener Adreßbuch steht wahrscheinlich keine Schizophrenie gehabt hat, zumindest ist es auszuschließen, daß ein lange Zeit schon wegen Schizophrenie in Anstaltsbehandlung sich befindender Werkmeister noch im Adreßbuch steht. Mit Sicherheit ist es natürlich nicht auszuschließen, ob nicht ein im Adreßbuch Stehender in seiner Jugend einen schizophrenen Schub gehabt hat oder vielleicht sogar in einer Anstalt war, um dann bei guter Remission in seinen Beruf zurückzukehren und unauffällig seinen Weg zu gehen. Einen Oligophrenen würden wir natürlich überhaupt nicht finden, auch nicht bei den kinderlosen und unverheirateten oder jüngeren Werkmeistern. Letzteres wäre also ein Auslesefaktor, ebenso wie die Eheschließungsbereitschaft und Fruchtbarkeit an sich.

Wesentlicher ist aber im Hinblick auf die Auswahl das von uns geforderte Alter für unsere Ausgangspersonen. Wenn z. B. ein Werkmeister in seiner Jugend an einer Anstaltsbehandlung heischenden Krankheit erkrankt, so erscheint er im Alter nicht im Adreßbuch, wenn er in der Anstalt verblieb und verstarb. Jedoch gilt hier auch das bei der Schizophrenie bereits Gesagte. Andererseits kann der Proband auch Werkmeister gewesen sein, er kann körperlich oder psychisch schwer erkrankt sein oder erkrankt gewesen sein oder deswegen sich auch in Irrenanstalten usw. befunden haben, er kann als völliges Wrack körperlicher oder psychischer Art in der Obhut seiner Familie leben und doch als Werkmeister im Münchener Adreßbuch stehen. Die Berechtigung der Führung der Bezeichnung „Werkmeister" erlischt ja nicht etwa bei dem Ausscheiden aus dem Betrieb. Wir könnten auch z. B. auf Grund der Art unserer Erfassung der Werkmeister sehr wohl Paralytiker erfassen, allerdings wieder nicht die dauernd anstaltsbedürftigen Fälle, die ja heute auch die wenigeren sind. Für weitere in diesem Zusammenhang auftauchende Fragen sei noch erinnert, daß der zum Werkmeister Aufsteigende im Durchschnitt ein Alter von etwa 30 Jahren hat, jedoch ist in den meisten Betrieben für die Einstellung als Werkmeister ein bestimmtes Mindestalter nicht gefordert, so daß auch wesentlich jüngere Menschen Werkmeisterposten bekleiden könnten. Entscheidend ist die bisherige Tätigkeit und die Eignung für einen derartigen Posten und eine mehrjährige Erfahrung auf praktischem Gebiet und in der Menschenführung.

Vorstehenden Feststellungen, die insbesondere auch den im Sterilisationsgesetz vom 14. Juli 1933 festgelegten Gesichtspunkten Rechnung tragen, sind nun sinngemäß für unsere Probanden noch Überlegungen hinzuzufügen, wie sie die erweiterten Gesetzesbestimmungen z. B. das Gesetz zum Schutze der Erbgesundheit des deutschen Volkes (Ehegesundheitsgesetz) vom 18. Oktober 1935 § 1c erheischen würden. Es ist hier die Rede von geistigen Störungen, die die Eheschließung für die Volksgemeinschaft unerwünscht erscheinen lassen. Unter „geistiger

Störung" verstehen wir vor allem die Psychopathie. Wir fanden keine Fälle von schwerer, asylierter Psychopathie unter unseren Probanden. Wir hatten solche auch nicht zu finden erwartet. Den asylierten Psychopathen wären nun im Hinblick auf die später zu beschreibenden Psychopathiefälle der Aszendenz und Deszendenz noch ergänzend die übrigen angeborenen seelischen Abweichungen vom Durchschnitt, *die Auffälligen*, hinzuzufügen.

Bei der heute noch herrschenden Unklarheit über die Zweckmäßigkeit des Weges zur einheitlichen Typologisierung der einzelnen Psychopathieformen wäre es im Rahmen dieser Arbeit unzweckmäßig, uns bei der Beschreibung der einzelnen Auffälligen an dieses oder jenes Schema zu binden. Jedoch, so wenig wir heute allgemein alle Anomalien des Verstandes auf dem Boden von Debilität, Imbezillität und Idiotie der Psychopathie zurechnen, ebensowenig gehören natürlich die übrigen Auffälligen auf Grund vorgenannter Verstandesanomalien an diese Stelle. Bei unseren Probanden hätten wir ja auch die Letztgenannten ebenfalls nicht zu erwarten. Die Art der Hinneigung der Auffälligen zu dem Bilde des psychopathischen Charakters oder zu den psychopathischen Symptomen und psychischen Reaktionen ist aus den Charakteristiken der auffälligen Probanden im kasuistischen Teil klar ersichtlich. *Als Auffällige ohne Asylierung im Sinne der Neigung zu den Psychopathieformen: psychopathischer Charakter, psychopathische Symptome und psychopathische Reaktionen fanden wir bei unseren Probanden 9 Personen.*

Wir halten es für richtig, zumal es sich bei unseren Probanden weniger um nicht asylierte Psychopathen als vielmehr um sonstwie auffällige Charaktere und Sonderlinge handelt, diese Auffälligen alle im kasuistischen Teil näher zu umschreiben und ihr Gesamtbild mit kurzen diagnostischen Bemerkungen zusammenzufassen. Hierdurch wird es einerseits dem Leser am besten möglich, diese Auffälligen unter unseren Probanden, die wir ja in ihrer Gesamtheit als eine Auslese betrachten, zu beurteilen, besser jedenfalls, als wenn wir sie schematisieren und auf ihre kasuistische Beschreibung verzichten würden. Es erscheint uns überhaupt sehr wichtig, bei dem heutigen Stand der Psychopathenforschung, auch für andere Arbeiten über Psychopathen und Auffällige, trotz aller möglichen schematischen Gliederungen, eine eingehende Kasuistik zu geben, da gerade hierdurch unabhängig von jeder Art der Typologisierung ein besserer Vergleich auch von verschiedenen Gesichtspunkten ausgehender Arbeiten, möglich ist.

Als Diagnosen bei unseren auffälligen Probanden stellten wir:

1. *Proband 20/42:* Launischer Astheniker mit niedriger Toleranzgrenze und Neigung zu Verstimmungen.
2. *Proband 25/50:* Gemütsarmer Egoist und Streber.
3. *Proband 43/91:* Gemütsarmer Egoist.

4. *Proband 47/99:* Hypochondrie bei konstitutioneller Neigung zu Depressionen.
5. *Proband 52/116:* Hypochondrie auf konstitutioneller Basis.
6. *Proband 53/117:* Explosible Natur auf endogener Basis.
7. *Proband 73/173:* Sonderling (Bücherwurm).
8. *Proband 77/191:* Nervenzusammenbruch und reaktive Suicidneigung bei endogener Belastung.
9. *Proband 94/239:* Psychastheniker (Zwangsvorstellungen).

Auf die übrigen psychischen Abweichungen (Arteriosklerose usw.) kommen wir bei der Besprechung der organischen Krankheiten des Nervensystems zurück.

Von der Voraussetzung ausgehend, daß ein Psychopath oder Sonderling am ehesten im Eheleben disharmonische Züge zu offenbaren Gelegenheit hat, vermuteten wir bei unseren Probanden, die ja ursprünglich alle verheiratet waren, unter den Geschiedenen auf prozentual viel Auffällige zu stoßen. Tatsächlich fanden wir dann auch unter den 6 geschiedenen und 2 getrennt lebenden Probanden je einen Auffälligen. Unter Berücksichtigung der Tatsache, daß, wie S. 43 bereits erwähnt, ein geschiedener Proband seine geschiedene Frau wieder heiratete und sich dann von ihr wieder ohne Scheidung trennte, finden wir dann auf 7 geschiedene oder getrennt lebende Probanden 2 Auffällige (53/117 und 73/173).

Interessant ist auch in diesem Zusammenhang die *Einstellung unserer Probanden zu ihrer Körpersphäre* und zu ihren Erkrankungen. 91 unserer Probanden hatten eine vollkommen gesunde und natürliche Einstellung zu diesen Dingen. 9 waren *körperängstlich*, einer davon neigte zu übertriebenen Reaktionen, zu Krankheitseinbildungen. Es war dies Proband 35/74. Von diesen 9 körperängstlichen Probanden zeigten außer der Körperängstlichkeit 4 keine weiteren Besonderheiten oder Auffälligkeiten (Proband: 6/21, 14/32, 54/121 und 90/220). Wir wollen der Vollständigkeit wegen hier festhalten, daß der Proband 90/220 ein unehelich Geborener ist. 3 von diesen 9 „Körperängstlichen" finden wir unter unseren Probanden mit psychischen Besonderheiten. Es sind dies die Probanden 47/99, 52/116 und 72/170. Einer neigte zu Krankheitseinbildung (35/74, s. Kasuistik). Einer unserer körperängstlichen Probanden war zu gleicher Zeit Bettnässer (Proband: 52/116). 2 der Körperängstlichen waren Linkshänder (72/170 und 90/220).

Wir sehen, daß sich unter dem „Körperängstlichen" zugleich noch vieles andere Interessante verbirgt. Es sei hierbei bemerkt, daß wir bei diesem Begriff körperängstlich, ebenso wie bei allen anderen Feststellungen immer absichtlich unabhängig und unbeeinflußt von den sonstigen Erhebungen, z. B. in der Verwandtschaft, vorgingen, was ja auch durch den großen Umfang der persönlichen Explorationen und Untersuchungen

Tabelle 13. Besonderheiten bei den als Bettnässer oder

Akt-Nr.	Körperbautyp	Begabung	Leistung	Berufsstellung
43/91	Astheniker	gut	mittel	Oberwerkmeister
52/116	Astheniker	gut	gut	Oberwerkmeister
53/117	Astheniker	mittel	mittel	Oberwerkmeister
81/201	Athletischer Typ	mittel	gut	Werkmeister
40/84	Pykniker	gut!	gut!	Werkobersekretär

schon mitbedingt sein mußte, um unser Bild nie durch vorgefaßte Meinungen etwa vor uns selbst zu trüben. Es wurde eben für jeden und über jeden jede Kleinigkeit registriert und erst nach Abschluß der eigentlichen Untersuchungen ausgewertet. Hierbei erst zeigten sich dann vorgenannte und andere interessante Zusammenhänge. Wir wollen hiermit sagen, daß für die Erfassung von Auffälligkeiten der verschiedensten Art allein schon der Begriff „körperängstlich" ein Ausgangspunkt sein, zumindest ein Hinweis werden kann, und der jedenfalls bei psychiatrisch-genealogischen Erhebungen, ebenso wie eine eingehende Untersuchung der Quellen der Ehescheidungen, nie fehlen sollte.

Auch die dritte, in diesem Zusammenhange hier auftauchende Kombination: Körperängstlich, psychische Auffälligkeiten, Bettnässen sei hier hervorgehoben. Über den Zusammenhang zwischen *Enuresis* und Mißbildungen einerseits und Enuresis mit psychischen Störungen und neurologischen Erkrankungen andererseits sind bereits die verschiedensten Ansichten vertreten. Eine restlose Beantwortung dieser Fragen um die Zusammenhänge ist im Rahmen dieser Arbeit natürlich nicht möglich. Bei dem allgemeinen psychiatrischen und neurologischen Interesse, das die Dinge, und gerade für die genealogische Erbforschung, verdienen, haben wir besonders auch diese Zusammenhänge an Hand unseres Materials nach Möglichkeit mit zu verfolgen versucht. Nicht zuletzt ist ja gerade der Weg über die Wechselbeziehungen zwischen den somatischen und psychischen Erkrankungen oder zwischen somatischen Erkrankungen und psychischen Reaktionen (symptomatische Psychosen) oder zwischen psychischen Krankheiten und Entwicklungsstörungen (Mißbildungen) usw. eine wesentliche Möglichkeit der pathogenetischen Forschung. Und gerade hier kann der Systematik auch durch die Kasuistik manch wertvoller Hinweis gegeben werden, der die Eingrenzung der psychiatrischen Erbkreise, gerade in bezug auf die einmal in viel größerem Umfange zu pflegende Eheschließungsberatung und -lenkung, fördert.

Nachtwandler erkannten Probanden selbst und in deren Familien.

Sonstige Befunde			Bettnässer	Psychische Besonderheiten bei diesen	Bettnässer in biologischer Familie	Psychische Besonderheiten in biologischer Familie
—	—	—	+	+	+	+
Leistenbruch	Zangengeburt	—	+	+	—	+
Leistenbruch	—	—	+	+	+	+
Hodenbruch	—	Senkfuß	+	—	—	—
—	—	—	Nur Nachtwandler +	—	—	+

Wir fanden bei allen unseren Probanden insgesamt 4% Bettnässer und 1 Nachtwandler (1%). 3 Bettnässer waren zugleich mit psychischen Auffälligkeiten bei demselben Träger gekoppelt. Es waren dies die Probanden: 43/91, 52/116 und 53/117. Nur 1 Bettnässer zeigte an sich keine weiteren Besonderheiten (Proband 81/201). Desgleichen zeigte keine weiteren Auffälligkeiten der Nachtwandler (Proband 40/84). Bettnässer fanden in der Durchschnittsbevölkerung: *D. Boeters* 0,26%, *Bormann* 0,26%, *Troeger* 1,7%, *Panse* 1,9%, *Schröder* 2,27%, *Kattentidt* 2,54% und *Curtius* 5,35%.

Unsere Ergebnisse über die Häufigkeit der Enuresis nocturna bei unseren Probanden liegen den von *Curtius* gefundenen Zahlen am nächsten. Deswegen gehen wir auf diese hier besonders ein. *Curtius* und *Lorenz* stellten hierzu in 59,5% der Fälle von Enuresis nocturna eine Spina bifida occulta fest als Symptom des Status dysraphicus. *Bremer* fand in der Verwandtschaft von Syringomyeliekranken häufig den Status dysraphicus, von dem er als Symptome die Spina bifida occulta, Kyphoskoliose, Trichterbrust, Mammaanomalien, Hohlfuß, Heterochromie und *Enuresis nocturna* als Folgen einer Störung des embryonalen Schließungsmechanismusses, insbesondere des Medullarrinnenverschlusses wertete. Enuresis findet sich außerdem häufig bei Schwachsinnigen. *Luxenburger* nimmt ein gehäuftes Auftreten von Enuresis nocturna ebenso wie *Schulz* auch im Umkreise von Psychosen an. Desgleichen kennen wir Enuresis nocturna als Merkmal, das bisher auch zum Teil mit dem epileptoiden Formenkreis (Linkshändigkeit, Migräne, Zähneknirschen im Schlaf, Pavor nocturnus, Noctambulie, *Enuresis nocturna*) zugerechnet wird. Diese vorgenannten Phänomene, die den sogenannten epileptischen Äquivalenten nahe stehen, können jedoch auch andere Ursachen haben. Als weiteres begegnen wir in der Literatur einem gehäuften Auftreten von Enuresis nocturna im Umkreis von Psychopathen, ebenso wie wir hier auch andere, z. B. den epileptischen Äquivalenten zugerechnete Phänomene, wiederfinden.

Aus der Tabelle 13 ersehen wir, welche von den erwarteten Symptomen oder Besonderheiten wir gleichzeitig bei unseren Probanden, die wir als Bettnässer festgestellt hatten, fanden oder nicht fanden. Was wir sonst an Mißbildungen, neurologischen und psychiatrischen Erkrankungen in ihrem engeren und weiteren verwandtschaftlichen Umkreis feststellten, bringen wir jeweils an zugehöriger Stelle. Eine weitere Beschreibung der Tabelle 13 erübrigt sich auf Grund des vorhergehenden Textes. Lediglich Fall 43/91 sei, weil er besonderes Interesse verdient, als Stammbaum hier eingefügt.

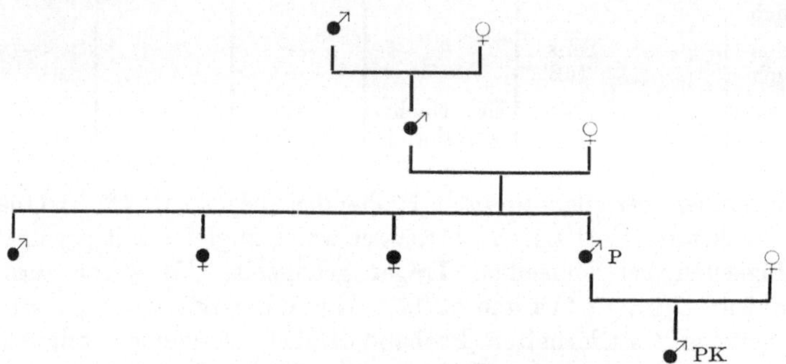

Abb. 3. Stammbaum einer Bettnässerfamilie.

Wie wir aus dem Stammbaum ersehen, tritt in dieser Familie ein stark gehäuftes Vorkommen von Bettnässern auf. Beim Vater, Großvater und Urgroßvater, ferner bei einem Onkel und bei zwei Tanten findet sich Enuresis nocturna, und zwar in einer Form, die uns fast an ein dominantes Erbleiden denken läßt. Jedoch wollen wir letzteres hiermit keineswegs behaupten, sondern lediglich auf die Möglichkeit dieser vererblichen Form der Enuresis nocturna durch den gebrachten Stammbaum gebührend hinweisen, wobei wir gelegentlich der Besprechung dieser Dinge bei unseren weiblichen Probanden und den übrigen weiblichen Personen unseres Untersuchungsmaterials auf das unterschiedliche Befallensein des männlichen und weiblichen Geschlechtes mit Enuresis nocturna zurückkommen.

Nach dem Vorhergesagten möchten wir einerseits annehmen, daß die Enuresis nocturna in der Durchschnittsbevölkerung viel häufiger ist, als es z. B. auch aus den oben angeführten Vergleichszahlen hervorzugehen scheint. Auch *Behm* berichtet aus dem Kinderheim Heuberg von verhältnismäßig hohen Prozentsätzen von Enuresis nocturna, die es ebenfalls wahrscheinlich machen, daß die bisher gefundenen Prozentziffern zu niedrig sind. Es ist sicher bei nicht sehr enger Fühlungnahme des Untersuchers mit dem Enuretiker, zumal nach lang zurückliegender Überwindung dieses, für den Betroffenen peinlichen Zustandes, so, daß die Enuresis sehr häufig und gerne verschwiegen wird. Die dem Material von *Curtius* und dem unsrigen entsprechenden korrigierenden Prozentzahlen über die Häufigkeit der Enuresis nocturna werden uns daher am besten vorerst die Pädiater geben, zumal sie an der Quelle sitzen, bevor sie versiegt. Es wäre auch sehr interessant z. B. die genealogischen Verhältnisse der in Anstalten und Kinderkliniken verzeichneten Enuretiker nach dem von uns geübten Verfahren gründlich zu durchforschen. Es würde das sowohl dem Psychiater und Erbpfleger manchen neuen Aufschluß über die Beziehungen der Enuresis nocturna zu psychischen und neurologischen Erkrankungen geben, als auch die therapeutischen Maßnahmen der Pädiater auf Grund einer weiter differenzierbaren Diagnose erweitern.

Die geeignetsten Durchschnittszahlen für Enuresis nocturna wären weiter durch eine größere Untersuchung einer freilebenden „Kinderbevölkerung" zu gewinnen.

Andererseits steht, wie auch aus dem Vorhergesagten ersichtlich ist, die verschiedenartige Ätiologie der Enuresis nocturna bereits fest, und es wäre ja auch nicht einzusehen, warum bei unseren Probanden, über deren biologische Ausleseeigenschaften wir genügend Beweise bringen, die Enuresis nocturna als erblich belastendes Moment häufiger sein sollte, als wir es auf Grund der vorgenannten Prozentzahlen aus anderen Arbeiten in der Durchschnittsbevölkerung erwarten. Wir werden auch bei anderen Erkrankungen bei unseren Probanden zum Teil zu höheren Prozentziffern kommen als bei Arbeiten, die uns als Vergleich dienen mußten. Auf die Ursachen dieser Unterschiede, die wir auch erwarteten, haben wir bereits im ersten Teil hingewiesen.

Zusätzlich zu den schweren *Mißbildungen,* wie sie das Sterilisationsgesetz behandelt, ist noch ein Wort kurz über sonstige Mißbildungen bei unseren Probanden zu sagen. Es wurde in Sonderheit, wie bei allen später noch zu besprechenden Verwandtschaftsgraden besonders geforscht nach: Polydaktylie, Syndaktylie, Fehlen von Fingern, Spalthand und Spaltfuß, Klumpfuß, angeborener Hüftverrenkung, Hasenscharte, Wolfsrachen, außerdem nach groben Verbiegungen der Wirbelsäule und nach den im Sterilisationsgesetz hervorgehobenen kongenitalen Mißbildungen mit erblich bedingten Defekten des Nervensystems. Alle vorgenannten Erkrankungen fanden sich bei unseren Probanden nicht. Wir werden jedoch sehen, daß die eine oder andere von ihnen in der Verwandtschaft unserer Probanden auftaucht. Über die uns ersichtliche Vererbungsform werden wir dann bei den verhältnismäßig seltenen Erbleiden fallweise an gegebener Stelle berichten.

Über *Rechtshändigkeit, Linkshändigkeit und Beidhändigkeit,* die wir jeweils bei den anthropologischen Daten am Schluß eines jeden Kapitels bringen, sei in diesem Zusammenhang hier gesagt, daß uns Beidhändigkeit 7 (7%) keinen Hinweis auf Besonderheiten psychischer Art bei unseren Probanden gab. 5 (5%) der Beidhänder waren überhaupt unauffällig. 1 (1%) Proband 18/38 war geschieden (beiderseitiges Verschulden). 1%, Proband 5/20 war unser bereits erwähnter „krimineller“ Proband. Linkshändigkeit, welche wir zu 2% bei unseren Probanden fanden, war in unseren Fällen gekoppelt mit Paralysis agitans und Körperängstlichkeit, (Proband 72/170) 1%, und in einem Falle mit Körperängstlichkeit allein, (Proband 90/220), 1%.

Psychische Störungen des höheren Lebensalters traten in 3 Fällen bei unseren Probanden 61/138, 72/170 und 79/198 auf. Bei den beiden Probanden 61/138 und 79/198 handelt es sich um Arteriosklerotiker mit ausgesprochener Niedergeschlagenheit und Steigerungen dieser Niedergeschlagenheit bis zu richtigen Depressionen. Proband 61/138 endete dann auch, wie es bei diesen Fällen nicht selten beobachtet wird, durch *Suicid*. Beiden war gemeinsam, daß ihre Gesamtpersönlichkeit sehr lange gut erhalten blieb. In beiden Fällen traten erst durch den Verlust des Lebenspartners oder durch die eigene Beschäftigungslosigkeit nach Pensionierung die psychischen Veränderungen infolge von Arteriosclerosis cerebri stärker hervor (vgl. Kasuistik). Bei dem Probanden 72/170 fand sich außer der Arteriosclerosis cerebri noch eine Paralysis agitans (s. dort). Eine Arteriosklerosis (Hypertonie) ohne psychische Störungen beobachteten wir in einem Falle, Proband 29/63. Der Proband verstarb nach Abschluß der Untersuchungen an Schlaganfall. Er hatte bei Alkoholabusus außerdem eine Lebercirrhose. Ein weiterer Proband 62/139 wurde ebenfalls als Arteriosklerotiker ohne psychische Störungen diagnostiziert. Er verstarb gleichfalls *nach* Abschluß der Untersuchungen an Coronarsklerose und Embolie. Sein Tod und die Todesursache wurde uns nachträglich durch Zufall bekannt.

Organische Erkrankungen des Nervensystems in Form von Paralysis agitans haben wir weiter in 2 Fällen beobachtet, und zwar bei dem Probanden 73/173 und bei dem bereits erwähnten Probanden 72/170. Proband 72/170 ist der zuvor unter Arteriosclerosis cerebri erwähnte Fall.

Es liegt auf der Hand, daß die Depressionen und wahnähnlichen Vorstellungen, die wir auch bei diesem Probanden fanden und die ja durchaus auch in das Bild der Paralysis agitans passen, zu der Annahme führen können, daß auch das übrige psychische Bild des Probanden, wie es sich im kasuistischen Teil beschrieben findet, sich aus der Diagnose Paralysis agitans ergibt. Wir glauben jedoch unsere Diagnose Arteriosclerosis cerebri mit psychischen Störungen und Paralysis agitans, unter Ausschaltung selbstverständlich einer etwa dieses Doppelbild ergebenden luischen Erkrankung aufrecht erhalten zu dürfen. Es sei hier bemerkt, daß es mit Recht eine Forderung der Klinik ist; nach Möglichkeit alle Symptome auf einen Nenner zu bringen, auch eine konsequente Therapie verlangt dieses. Wir jedoch, die wir uns ja gerade um die zwischenkrankheitlichen Beziehungen bemühen, um Zusammenhänge aufzudecken, sind wohl eher berechtigt, unsere Diagnosen auch nebeneinander zu stellen oder auf die Möglichkeit des Nebeneinanderbestehens von

Krankheiten und auf eventuelle Wechselbeziehungen zwischen ihnen hinzuweisen. Eine Beobachtung von weiteren Paralysis agitans-Fällen in der Familie dieses Probanden oder das Auftreten von weiteren arteriosklerotischen Erkrankungen des Gehirns konnten nicht stattfinden, da die Mehrzahl der für die Beobachtung und für eigene Untersuchungen in Frage kommenden Personen in der Verwandtschaft dieses Probanden vorzeitig, d. h. vor Erreichung des Manifestationsalters durch Tod ausgeschieden war (s. Kasuistik).

Auch der andere Fall von Paralysis agitans, Proband 73/173 bietet uns zu seiner Paralysis agitans noch ein besonderes psychisches und charakterliches Bild. Wir fanden den Probanden bereits bei unserer Zusammenstellung der psychisch auffälligen Probanden als Sonderling (Bücherwurm) verzeichnet. In der biologischen Verwandtschaft dieses Probanden traten außer Paralysis agitans weitere körperliche und psychische Abweichungen von der Norm und Krankheiten auf, die wir hier kurz anführen wollen. Wir fanden bei dem Probanden in der engeren und weiteren biologischen Familie: Alkoholabusus, uneheliches Kind, voreheliche Geburt, Tuberkulose, Apoplexie, enges Becken, Hydrocephalus, auffälliger Charakter, Hagestolz, Ehescheidung, Ehetrennung, Zurückziehung in ein Kloster (s. auch Kasuistik).

In dem Falle 73/173 war uns auch eine bessere Beobachtung der noch lebenden biologischen Familie möglich, und wir konnten so ein familiäres Auftreten der Paralysis agitans in der Familie dieses Probanden festhalten.

Das gehäufte Auftreten der Paralysis agitans in der biologischen Familie des Probanden 73/173 erhellt der Stammbaum dieses Probanden.

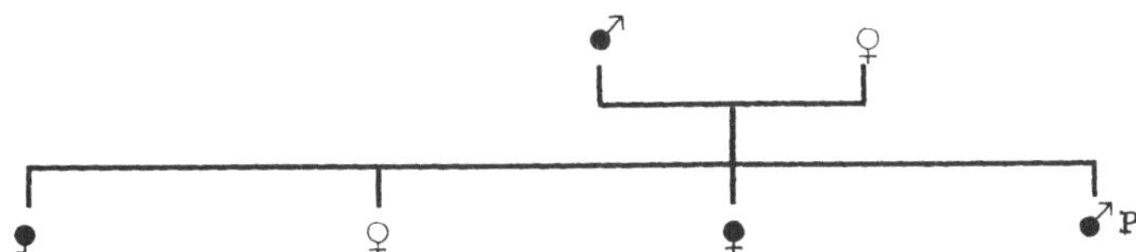

Abb. 4. Stammbaum eines Probanden mit Paralysis agitans.

Der Vater und 2 Schwestern des Probanden, ebenfalls der Proband litten an Paralysis agitans. Aus dem vorstehenden Stammbaum möchte man auf eine dominante Vererbung der Paralysis agitans schließen. Wir konnten wegen der Spätmanifestierung der Paralysis agitans (40 bis 60 Jahre) die Verwandtschaft unseres Probanden 72/170 nicht mit zum Vergleich heranziehen.

Lundborg ist zweifellos einer der ersten gewesen, der auf die Rolle hingewiesen hat, die die Erblichkeit bei der Paralysis agitans spielt. *Kehrer* kommt in einer kritischen Studie über den Ursachenkreis des Parkinsonismus (Erblichkeit, Trauma, Syphilis) ebenfalls zu dem Schluß, daß Erblichkeit bei der Paralysis agitans eine ausschlaggebende Rolle spielt. Auch *Kehrer* scheint dominanter Erbgang am wahrscheinlichsten. Für die Anlage nehmen wir größere Schwankungen der Manifestationsgrade an. Zittern, Schwerbeweglichkeit, Abweichung der Körperhaltung, Eigentümlichkeiten des Temperamentes und des Charakters allein rechnen wir zu den rudimentären Formen der Paralysis agitans. Ob diese Erkrankung des extrapyramidalen Systems zu der Chorea und *Wilson*schen Krankheit anatomisch Beziehungen hat, steht nicht sicher fest, jedoch wurden nicht selten unter den Verwandten von *Parkinson*-Kranken auch andere Erkrankungen des extrapyramidalen Systems beobachtet. Eine an einem größeren Material angestellte Untersuchung *Stadler*s über die Erkrankungen an *Westphal-Strümpel*scher Pseudosklerose (*Wilson*sche Krankheit) gibt einen Einblick in diese Verhältnisse vom anatomischen, klinischen und erbbiologischen Standpunkt. Ganz besonders sei auch auf die dort erwähnten Zusammenhänge von Stoffwechselstörungen und *Wilson*scher Krankheit einerseits und psychischen Störungen andererseits verwiesen. Ein reichhaltiger Literaturnachweis findet sich ebendort. *Weitz* weist ebenfalls darauf hin, daß die Erblichkeit bei der Paralysis agitans eine größere Rolle spielt als man nach den Angaben über die Häufigkeit ihres familiären Vorkommens erwarten sollte. *Weitz* bemerkt weiter, daß die Möglichkeit der Beobachtung der dominanten Vererbung der Paralysis agitans durch die Spätmanifestierung der Krankheit beeinflußt sein kann. *D. Boeters* fand bei ihrer Belastungsstatistik einer schlesischen Durchschnittsbevölkerung als korrigierte Prozentzahl 0,35% Paralysis agitans-Fälle bei den Probanden-Eltern.

Syphilogene Nervenkrankheiten mit oder ohne psychische Störungen (Tabes dorsalis, Lues cerebrospinalis, progressive Paralyse) fanden sich bei unseren Probanden nicht.

Krankheiten der peripheren Nerven beobachteten wir in 7 Fällen, und zwar jedesmal in Form von Ischias. Ischias findet sich bei Männern häufiger als bei Frauen, besonders häufig bei schwer arbeitenden Menschen. Die Häufigkeit von 7% möchten wir als reichlich hoch ansehen und dazu neigen, sie auf das Konto der Berufskrankheiten der Werkmeister zu setzen. *D. Boeters* fand 0,20%, *Bormann* 0,19% Ischiasfälle in der Durchschnittsbevölkerung. Besondere ätiologische Faktoren waren bei unseren Probanden in 2 Fällen in Erwägung zu ziehen. Proband 55/122 hatte außer seiner Ischias eine Gicht und eine Gastritis chronica. Proband 72/170 hatte außer seiner Ischias eine Paralysis agitans (s. dort), außerdem litt er an einer schweren chronischen Obstipation. In den übrigen Fällen 5/20 („Krimineller"), 20/42 („Vater eines Schizophrenen"), 76/182, 78/195 und 8/23 waren für uns keine besonderen ätiologischen Momente feststellbar. In 4 von den 7 Fällen fand sich keine weitere Belastung in der Blutsverwandtschaft der Probanden mit Ischias. In 3 Fällen fanden wir:

4/15 Probanden-Geschwister Muskelrheumatismus, Geschwisterkind Basedow. 8/23 Probanden-Geschwister Gelenkrheumatismus, Gicht. 38/82 Probanden-Geschwister Krampfadern, Probanden-Kind Muskel- und Gelenkrheumatismus.

Weitz nimmt ebenso wie für Muskelrheumatismus auch für Ischias erbliche Faktoren bei der Entstehung dieser Krankheit an. Zwillingsuntersuchungen von *Becker* über die Erbanlage bei der Neuritis lumbosacralis sprechen ebenfalls für erbliche Faktoren. Für die Ausgestaltung des Krankheitsbildes im einzelnen spielen Umwelteinflüsse eine bedeutende Rolle.

7. *Nichtpsychiatrische Erkrankungen bei unseren Probanden.*

Wenn uns bei den psychiatrischen und neurologischen Erkrankungen durch die Sterilisationsgesetzgebung und durch die Erkrankungen des jüngeren und höheren Lebensalters eine gewisse Einteilung des Stoffes schon gegeben war, so haben wir uns bemüht, auch für die nichtpsychiatrischen erblichen und nichterblichen Krankheiten eine gewisse und gleichbleibende Anordnung zu finden und nach Möglichkeit in allen Kapiteln beizubehalten. Die bei den Probanden und bei den Probandinnen gefundenen Werte bringen wir zugleich mit den Ergebnissen, die wir bei den Probanden-Kindern fanden, in tabellarischer Übersicht im Kapitel über die Probanden-Kinder.

Erkrankungen des Kindesalters. Scharlach 14% (6,6%), Masern 55% (50,7%), Keuchhusten 8% (10,2%), Diphtherie 14% (5%), Otitis media 2% (4,6%), Spasmophilie 3% (1%), Parotitis epidemica 4%. Die eingeklammerten Zahlen hinter unseren Prozentzahlen geben die Prozentzahlen wieder, wie sie *Schröder* in einer Durchschnittsbevölkerung in Thüringen fand. Für Spasmophilie errechnete *Kattentidt* bei Geschwistern von Paralytikerehegatten 9,06% (Fraisen). Für genau bekannte Neffen und Nichten seiner Probanden 13,30%, für ungenau bekannte Neffen und Nichten 3,53% (zusammengezogen 7,44%). *Panse* fand bei Geschwistern von Paralytiker-Ehefrauen 4,12% Krämpfe im Säuglingsalter. *Bormann* fand 3,74% Kinderkrämpfe, er rechnet sie dem epileptoiden Formenkreis zu. *D. Boeters* beobachtete in einem Material, das in Schlesien als Durchschnittsmaterial gewonnen wurde, 2,81% Kinderkrämpfe und kommt somit unseren Ergebnissen am nächsten.

Über die bei vorgenannten Prozentzahlen auftretenden Differenzen ist in bezug auf die Spasmophilie folgendes zu sagen: Wir zählen selbstverständlich alle die Eklampsie der Kinder, ebenso wie den Laryngospasmus und die Tetanie im engeren Sinne der Spasmophilie zu. Wie eingehende Nachfragen ergeben haben, ist dieses nicht so in der Bevölkerung, und es sammeln sich hier Krankheitsbezeichnungen verschiedener Art wie: Eklampsie, Kinderkrämpfe, Krämpfe, Gichter, Fraisen, Fraiseln, Frieseln, Friesen, unter denen sich sowohl eklamptische Kinderkrämpfe als auch Rubeola und andere Krankheiten finden. Es wäre bei weiteren Untersuchungen, speziell in Süddeutschland, darauf zu achten, daß nur Erkrankungen, die tatsächlich der Spasmophilie zugehören, hier erscheinen.

Infektionskrankheiten. Schwere Angina 5%, Erysipel in Form von Gesichtsrose 3%, Polyarthritis 6%, Meningitis cerebrospinalis epidemica 1%, Typhus 2%, Malaria 1%, schwarze Pocken 1%. Polyarthritis fand *Schröder* in der Durchschnittsbevölkerung 4,3%, *D. Boeters* 0,38% Meningitisfälle in der Durchschnittsbevölkerung für die engere biologische Familie ihrer Probanden. *Bormann* fand 0,44%, 0,52% und 0,63%. Die Infektionen mit Malaria und schwarzen Pocken ereigneten sich außerhalb der Grenzen des Deutschen Reiches in den Wanderjahren der Probanden.

An *Erkrankungen des Herzens und der Gefäße* fanden wir bei unseren Probanden 7% erworbene Herzklappenfehler, eine Herzneurose (1%) und 1% Varicen. Nicht berücksichtigt wurden hierbei arteriosklerotische Gefäßveränderungen. Ein Zusammenhang zwischen Herzfehler und Gelenkrheumatismus konnte in keinem Falle angenommen werden. Angeborene Herzfehler wurden nicht festgestellt. Der Proband 75/180 (Herzneurose) bot keine psychischen oder körperlichen Besonderheiten. Erkrankungen des Blutes fanden sich nicht. *Schröder* stellte in der Durchschnittsbevölkerung 5,6% Herzklappenfehler fest, *Kattentidt* bei seinen Probanden-Geschwistern 2,38% Herzleiden.

Erkrankungen des Respirationsapparates wurden bei unseren Probanden gefunden: Bronchitis chronica 2%, Asthma bronchiale 1%, Lungenspitzenkatarrh 2%, Lungenentzündung 11%, Lungen- und Rippenfellentzündung 2%, Rippenfellentzündung 2%. Eine Pneumonie verlief mit meningitischen Erscheinungen. Lungenentzündung fand *Schröder* 10,3% in der Durchschnittsbevölkerung.

Tuberkulose, die wir wegen ihrer Beziehungen zu psychiatrischen Erkrankungen von den Infektionskrankheiten und den Erkrankungen des Respirationsapparates in allen Kapiteln absichtlich absetzen, finden wir als Tuberculosis pulmonum in kavernös cirrhotischer Form zu 1%, und zwar bei dem Probanden 18/38. Er starb 61jährig an seiner Tuberkulose. Psychische Auffälligkeiten bot er und seine biologische Familie nicht. Bei 3% unserer Probanden ist eine tuberkulöse Erkrankung der Halsdrüsen in der Jugend als wahrscheinlich anzunehmen. 2% von ihnen wurden deswegen operiert. (Man operierte zu der Jugendzeit unserer Probanden tuberkulöse Halsdrüsen). Bei 1% bestand in der Jugend eine Halsdrüsenfistel auf tuberkulöser Basis. *Schröder* fand 2%, *Kattentidt* 4,13% und 3,05% Lungentuberkulosefälle in der Durchschnittsbevölkerung. Auf die Sterblichkeit an Tuberkulose und auf ihre bei unserem Material festgestellte Beziehungen zu psychiatrischen Erkrankungen kommen wir in den nächsten Kapiteln eingehender zu sprechen.

Erkrankungen des Magen-Darmkanals in Form von: Gastritis chronica 2%, Ulcus ventriculi 4%, Appendicitis 5%. *Schröder* fand Ulcus ventriculi 0,7%, Appendicitis 4,3%.

Erkrankungen der Leber, der Gallenblase und der Niere: Lebercirrhose 1%, Cholecystitis 1%, Cholelithiasis 1%, Nephritis 2%, Nephrolithiasis 3%, Pyelitis 2%. *Schröder* beobachtete Cholecystitis 0,7%, Cholelithiasis 1%, Nephritis 2,3%, Nephrolithiasis 0,7% und Pyelitis 0,7% in der Durchschnittsbevölkerung.

Erkrankungen der *Drüsen mit innerer Sekretion* traten bei 5% unserer Probanden auf, und zwar 4% Kropf und 1% Morbus Basedow.

Stoffwechselerkrankungen. Diabetes zu 2% und Gicht zu 3% bei unseren Probanden. Diabetes fand *Bormann* bei seinen Probandengeschwistern 0,85%, Eltern 0,52%, engere biologische Familie 0,62%. *Curtius* 0,1%—0,25%. *Then Berg* schätzt, daß man unter Einbeziehung der Fehlerquellen die Erkrankungsziffer an Diabetes mellitus im Deutschen Reiche auf 1,2 — 2,3 Promille berechnen kann. Danach wären unsere Werte verhältnismäßig hoch. Unabhängig von sonstigen Überlegungen möchten wir vorerst dazu neigen, die Erklärung darin zu sehen, daß dieses erst die Werte für eine Hundertschaft sind.

Erkrankungen des Bewegungsapparates. Als Muskelrheumatismus zu 12% und als Rhachitis zu 2%.

Angeborene Augenerkrankungen. Strabismus 1% (7/20), Blepharophimosis 1% (68/155). Außerdem fanden wir grünen Star 1% (40/84), Hornhautentzündung 1% (44/95), Netzhautblutung 1% (29/63). Die Netzhautblutung entstand nach Schlag im Kriege. In der Durchschnittsbevölkerung fand *Schröder* 0,3% Strabismus.

Angeborene Ohrenleiden bestanden bei unseren Probanden nicht.

Erworbene Ohrenleiden zeigten sich bei unseren Probanden zu 8% in Form von Schwerhörigkeit Die hohe Prozentzahl der Schwerhörigen unter ihnen ist dadurch zu erklären, daß diese Erkrankung bei Werkmeistern und anderen in der Metallbranche Arbeitenden, besonders aber bei Kesselschmieden, als Berufskrankheit auftritt.

Leibbrüche fanden wir insgesamt 18%, davon waren 17% Leistenbrüche und 1% Hodenbrüche *Schröder* stellte 3,3% Leistenbrüche in der Durchschnittsbevölkerung fest. *Schulz* fand in der Durchschnittsbevölkerung für die Väter seiner Probanden 6%, für die Mütter 7% und für die über 20 Jahre alten Geschwister 3% Leistenbrüche. Die hohe Prozentzahl der Brucherkrankungen bei unseren Werkmeistern im Vergleich zu vorgenannten Prozentzahlen, wie sie *Schulz* oder *Schröder* feststellten, werten wir als Berufskrankheit.

Überstandene venerische Erkrankungen ohne Folgezustände begegneten uns bei unseren Probanden zu 2%. Bei 1 Proband 88/215 handelte es sich um eine Gonorrhöe, im anderen Falle Proband 53/117 um eine Lues.

Erkrankungen der Geschlechtsorgane fanden wir zu 1%. Der Proband 52/116 hatte eine Orchitis im Anschluß an eine Gonorrhöe durchgemacht.

Wir haben somit insgesamt 3% venerische Infektionen bei unseren Probanden. Daß bei diesem heiklen Thema die Zurückhaltung des befragten Probanden die Auskunftsbereitschaft gelegentlich übertreffen kann, ist verständlich. Eine Überprüfung der Auskunftsergebnisse in diesem Rahmen ist nicht möglich. Ein Zusammenarbeiten mit Werkärzten und praktischen und Spezialärzten wäre wünschenswert. Da jedoch unsere Werkmeister sich schon als Lehrlinge, Arbeiter usw. infiziert haben können, bleibt ihre spezialärztliche Erfassung schon reichlich illusorisch. Außerdem müßten die auf andere Weise erfaßten Ergebnisse dann erst so aufgearbeitet werden, daß sie mit den unseren überhaupt in Beziehung gesetzt werden können, wobei wir es aus den uns bekannten Gründen schon vermeiden zu sagen, verglichen werden können. Wir wollen uns in diesem Falle damit begnügen, auf vorstehendes hingewiesen zu haben.

An *Neoplasmen* beobachteten wir die bereits bei den verstorben aus der Beobachtung ausgeschiedenen Probanden erwähnten 3% Carcinom, außerdem 1% Sarkom (Sarcoma colli). Ferner fanden wir an gutartigen Geschwülsten 1% Lipom und 2% Schleimhautpolypen (Nase). *Schröder* fand in der Durchschnittsbevölkerung 2,3% Nasenpolypen, *Berlit* bei Probanden-Eltern eine Sterblichkeit der Probanden-Eltern an Carcinom von 15%, der Probanden-Geschwister von 7,6%. Der Berechnung war ein Elternmaterial im Alter von 20—100 Jahren zugrunde gelegt, ebenso wie bei *Donner*, der bei Probanden-Eltern eine Sterblichkeit an Carcinom von 8,8% fand. Wir kommen hierauf bei der Besprechung der Probanden-Eltern (Todesursachen derselben) zurück, da es sich bei unseren Probanden ja um eine Auswahl der Lebenden handelt.

Schwere Unfälle im Betrieb erlitten 15% unserer Probanden. Verletzungen der Hand mit und ohne Verlust von Fingern und Fingergliedern im Betrieb erlitten 6%. Bei 2 Probanden wurde die Heilung durch eine schwere Lymphangitis kompliziert. In einem Falle trat eine Sehnenscheidenentzündung hinzu, so daß 50% der Fälle mit und 50% der Fälle ohne weitere Komplikationen verliefen. 6% unserer Probanden erlitten durch Unfälle im Betrieb Knochenbrüche, darunter war ein schwerer Sturz in einen Fahrstuhlschacht mit Schädelbruch, doppeltem Beckenbruch, Knöchelbruch, Nasenbeinbruch, Fersenverletzung und Weichteilverletzungen (ohne Defekt geheilt) und ein Beckenbruch mit Harnröhrenriß und Hodenverletzung (ebenfalls gut verheilt). *Verbrennungen I. und II. Grades* im Betrieb fanden sich 1%, außerdem erlitten im Betrieb 1% Blei- und 1% Quecksilbervergiftung. *Vergiftungen* insgesamt hatten wir bei unseren Probanden 4%. Vorgenannte Blei- und Quecksilbervergiftung und dazu außerbetrieblich eine Gasvergiftung (Kampfgas im Krieg) und eine Leuchtgasvergiftung (Suicid).

Über die *Eheverhältnisse* der Probanden sei zusammenfassend gesagt, daß 91% nach ihren eigenen Angaben in harmonischen Ehen lebten. 6% waren geschieden, 2% lebten getrennt voneinander, 1% war ohne Scheidung ausgesprochen disharmonisch. Verwitwet waren beim Abschluß der Arbeit 23%. Die Sterblichkeit der Probanden betrug bei Abschluß der Arbeit 9%, die der Probandinnen betrug zu gleicher Zeit 23%. Die Sterblichkeitsziffer differiert somit um 14% anscheinend zugunsten der Probanden. Indem wir uns an die auf S. 46 dieses Kapitels über die Probanden angestellten Überlegungen erinnern, stoßen wir auch hier wieder auf ein Kunstprodukt der Auswahl, dessen Entstehung wir hier erläutern wollen.

Die Probanden waren über das Münchener Adreßbuch erfaßt und somit indirekt auch ihre Ehefrauen, unsere Probandinnen. Unseren erstmaligen Feststellungen und Erhebungen zu ihrer Erfassung lagen Münchener Adreßbücher von vor 1934 zugrunde. Bei der jährlichen Neuaufstellung der Adreßbücher wird nun so vorgegangen, daß die Namen der im Vorjahr Verstorbenen über das Sterberegister der zuständigen Polizeibehörde automatisch gelöscht werden. Nehmen wir an, daß zweckmäßigerweise Beginn des Jahres und Neuherausgabe des Adreßbuches zusammenfallen, so würde ein zu Beginn des Jahres Gestorbener am Ende desselben Jahres mit Sicherheit noch als Lebender im Adreßbuch geführt werden. Wir haben allerdings auch schon längere Zeit Verstorbene noch in Adreßbüchern als lebend gefunden. Dadurch jedoch, daß wir nur lebende Werkmeister als Probanden zum Zwecke persönlicher Befragungen und Untersuchungen in Betracht gezogen hatten, mußten wir alle vor Inangriffnahme der Arbeit verstorbenen Werkmeister ausscheiden. Den oben geschilderten möglichen Fehler, das Erfassen von bereits gestorbenen Werkmeistern, korrigierten wir dadurch, daß durch unsere derzeitigen Voruntersuchungen in direkter Verbindung mit den Polizeibehörden auch die zufällig als lebend noch im Adreßbuch geführten, aber doch bereits verstorbenen Werkmeister sofort ausgeschieden wurden. Nur 1 Proband starb nach Festlegung des endgültigen Personenkreises nach Abschluß der Voruntersuchungen bei Inangriffnahme der Arbeit. Wir nahmen diesen Probanden, wie schon früher erwähnt, mit in den Kreis der zu Bearbeitenden auf, da er ja während der Bearbeitung verstarb.

Anders nun verhielt es sich bei den Werkmeister-Ehefrauen, unseren Probandinnen. Die schon früher verstorbenen Ehefrauen der noch als lebend im Adreßbuch geführten Werkmeister erfaßten wir natürlich über die Werkmeister mit, da ihr Ausscheiden aus dem Kreise der Lebenden durch den Tod ja nicht aus dem Adreßbuch erkennbar war. Ein Ausscheiden wieder der dann noch nachträglich als verwitwet erkannten Werkmeister, es waren in dieser Hundertschaft 23 verwitwete Werkmeister erfaßt, konnte jedoch von uns im Interesse des Fortganges der Arbeit nicht mehr in Betracht gezogen werden. Wenn man bedenkt, daß ein Material von vielen tausend Personen im Verlaufe einiger Untersuchungsjahre allein durch Abgang (Tod) und Zugang (Geburt) mannigfachen Veränderungen ausgesetzt ist, so wird diese Grenzziehung verständlich. Das Durchschnittsalter unserer lebend und gestorben ausgeschiedenen Probanden betrug 63,1 Jahre. Es starben 9% aller Probanden im Durchschnittsalter von 65,22 Jahren.

Von unseren Probanden waren 11% *Antialkoholiker*, 86% *mäßige Alkoholiker* und 3% *starke Trinker*. Unter den Antialkoholikern fanden wir einen Kropfoperierten (15/35), einen Probanden (18/38) mit einer Lungentuberkulose (s. auch Ehescheidungen), einen Nachtwandler (40/84). Außerdem gehörten zu den Antialkoholikern die Probanden 53/117 (explosible Natur auf endogener Basis; schwere Magenoperationen) und 73/173 (Sonderling, Bücherwurm). Starke Trinker waren, ohne jedoch die Auffälligkeiten zu zeigen, wie *Rüdin* sie in seinem „medizinischen Kommentar" zum deutschen Sterilisationsgesetz, Erblehre und Rassenhygiene im völkischen Staat, anführt, 2%. Der Proband 63/140 war ein typischer Münchener Biertrinker und Genießer, Pykniker. Er trank bis zu seinem 40. Lebensjahr pro die über 10 Liter Bier. Er lebte jedoch nicht über seine Verhältnisse und wurde in keiner Weise auffällig. Er besitzt ein Eigenhaus mit Garten. Er und seine 4 Kinder sind äußerst musikalisch. Er selbst leitet als Kapellmeister ein 24 Mann starkes Streichorchester, spielt Geige, Baß, Viola und fast alle Blasinstrumente. Der Proband 73/173 war in seiner Jugend ein starker Trinker (vgl. Charakteristik im kasuistischen Teil). Als *Alkoholabusus* müssen wir jedoch bereits den Alkoholkonsum des Probanden 29/63 bezeichnen. Er ist Werkmeister in einer Weinbrennerei und hat sehr viel Alkohol getrunken. Ist bei der Untersuchung enthemmt, unsicher und wenig klar in seinen Angaben. Lebercirrhose.

In bezug auf den *Tabakgenuß* fanden wir 19% Nichtraucher, 78% mäßige Raucher und 3% mit Nikotinabusus (46/98, 63/140, 78/195). Die drei vorgenannten Probanden zeigten keine Besonderheiten etwa in Richtung auf psychopathische Veranlagung. In 5% waren Antinikotiner gleichzeitig Antialkoholiker. In 1% stimmte Alkoholabusus und Nikotinabusus überein, es war dies Proband 63/140.

8. Soziale Stellung.

Bei 17% unserer Probanden blieb die soziale Stellung im Vergleich zu dem Elternhaus auf ihrem bisherigen Niveau, war also gleichbleibend. Bei 3% könnte man von einem sozialen Abstieg sprechen. Es handelt sich um die Probanden 19/39, 23/47 und 6/21.

Proband 19/39 ist Sohn eines Volksschullehrers, die wirtschaftlichen Verhältnisse der Eltern waren auskömmlich.

Proband 23/47 ist ebenfalls Sohn eines Volksschullehrers, dessen wirtschaftliche Verhältnisse allerdings in damaliger Zeit durch die Zahl seiner Kinder (11) sehr begrenzt waren.

Proband 6/21 ist der Sohn eines Fabrikanten, der eine eigene Fabrik besaß, in der über 30 Arbeiter beschäftigt waren. Die wirtschaftlichen Verhältnisse der Eltern waren gut.

Bei 80% unserer Probanden fand ein *sozialer Aufstieg* statt. Dieser soziale Aufstieg entsprach somit vollauf den Erwartungen, die wir, wie im ersten Teil näher ausgeführt, an unsere Probanden gestellt hatten. Wenn wir die gleichbleibende soziale Stellung unserer Probanden ebenfalls als positiven Faktor buchen, so haben wir bei unserem Ausgangsmaterial nur 3 Probanden, die unseren Erwartungen nicht entsprachen.

Von unseren Probanden genügten über die Hälfte, 51% ihrer *aktiven militärischen Dienstpflicht*. 49% waren ungedient, wobei zu berücksichtigen ist, daß viele von ihnen zu Jahrgängen gehörten, in denen ein Überangebot von Dienstpflichtigen vorhanden war, und sie so aus diesem Grunde als überzählig zurückgestellt wurden. 40% waren Frontkämpfer. Der verhältnismäßig geringe Prozentsatz erklärt sich daraus, daß ein sehr großer Teil der Probanden bei Ausbruch des Weltkrieges bereits als Werkmeister in kriegswichtigen Betrieben in führenden Stellungen tätig war, was automatisch ihre Reklamation nach sich ziehen mußte. Von unseren Werkmeistern *wanderten* in ihren Lehrjahren 31%. 19% beschränkten sich bei ihren Wanderungen auf Deutschland. 12% wanderten sowohl in Deutschland als auch im Ausland (s. auch Infektionskrankheiten). 69% unserer Werkmeister wanderten nicht.

9. *Besondere Fähigkeiten, Interessen und Liebhabereien.*

Besonders interessierten wir uns auch für die besonderen Fähigkeiten, Interessen und Liebhabereien unserer Probanden.

Tabelle 14. Besondere Fähigkeiten, Interessen und Liebhabereien.

Berufliche Begabungen:	
Zeichnen und Modellieren	74
Rechnen und Mathematik	63
Organisationstalent	58
Basteln	51
Erfinden	15
Summe	261
Besondere Interessen:	
Bücher	5
Fremdsprachen	1
Redner	1
Summe	7
Sport:	
Turnen	5
Bergsteigen	3
Schießen	2
Allgemeine sportliche Betätigung	2
Schwimmen	1
Eissport	1
Summe	14

Liebhabereien:	
Gartenbau- und Naturfreunde	26
Jäger	2
Tierzüchter	2
Sportfischer	1
Summe	31
Musik:	
Sänger	12
Zitherspieler	8
Musikfreunde	7
Bläser	5
Geiger	4
Klavierspieler	2
Kapellmeister	1
Orgelspieler	1
Ziehharmonikaspieler	1
Summe	41
Kunst:	
Darsteller	7
Dichter	5
Theaterfreund	1
Summe	13

Einen Überblick über die besonderen Fähigkeiten, Interessen und Liebhabereien gibt uns die Tabelle 14. In 261 Fällen finden wir Spezialbegabungen für den erwählten Beruf. Es sind das insonderheit Begabungen für Zeichnen und Modellieren (74%), Rechnen und Mathematik (63%), Erfinden (15%), Basteln (51%), Organisationstalent (58%). Die Einzelheiten über die sonstigen Fähigkeiten und Neigungen sind am besten direkt aus der Tabelle abzulesen.

10. Anthropologische Daten.

Wir haben außerdem einige anthropologische Daten festgehalten, die wir hier am Schluß kurz anführen wollen. 11% unserer Probanden waren kleinwüchsig (1,52—1,62 m), 61% waren mittelwüchsig (1,62—1,72 m), 28% waren hochwüchsig (1,72—1,88 m). Von allen Probanden waren 60% mittleren Leibesumfanges, 40% schlank, 0% dick. 75% aller Werkmeister waren grobknochig, 25% feinknochig. 61% unserer Probanden waren blond, 12% schwarz, 26% braun und 1% rotblond. 34% hatten eine Glatze. 91% waren Rechtshänder, 2% Linkshänder, 7% Beidhänder. Nach *D. Boeters* finden wir 0,97% Linkshänder in der Durchschnittsbevölkerung. *Panse* findet 2,48%, *Bormann* 1,94%, *Troeger* 2,9%, *Kattentidt* 2,86%, *Schröder* 1,32% in der Durchschnittsbevölkerung. Beidhänder in der Durchschnittsbevölkerung findet *Schröder* 3,6%.

11. Zusammenfassung.

In dem vorstehenden Kapitel wurden 100 Personen, persönlich aufgesuchte Probanden, behandelt [1]. Die Untersuchungsergebnisse gliedern wir in:

A. Psychiatrische und neurologische,
B. allgemein medizinische,
C. soziologische.

Bei allen Fragegebieten wurden die rassenhygienischen Belange in besonderer Weise berücksichtigt.

A.

1. Der Altersaufbau unserer Probanden ist bei einem Durchschnittsalter der lebend und tot aus der Beobachtung ausgeschiedenen Probanden von 63 Jahren so gewählt, daß alle wesentlichen psychiatrischen Fragen zugleich bei einer großen Wahrscheinlichkeit die Probanden noch in der Mehrzahl lebend kontrollieren zu können, behandelt werden.

2. Psychiatrische und andere Erbleiden, die dem Sterilisationsgesetz unterliegen, zeigten sich bei unseren Probanden nicht.

[1] Der kasuistische Nachweis und das Literaturverzeichnis findet sich am Schluß der zweiten Mitteilung, in welcher die Nachkommen der Probanden und Probandinnen, die Probandenkinder, behandelt werden.

3. Wir finden lediglich eine Gefängnisstrafe von 18 Monaten (1% Kriminelle), 1% Suicid und 9 auffällige Charaktere, die jedoch nicht als Psychopathen anzusehen sind.

4. Psychische Besonderheiten treten in unserem Material bei den Geschiedenen und getrennt Lebenden häufiger als bei den in normaler Ehe Lebenden auf. Auf 6 Geschiedene ein Auffälliger, auf 2 getrennt Lebende 1 Auffälliger, auf 7 Geschiedene und getrennt Lebende 2 Auffällige.

5. Wir fanden bei den als körperängstlich erfaßten Probanden vermehrt psychische Besonderheiten, Krankheitseinbildung, Bettnässen und Linkshändigkeit.

6. Bettnässen, das wir zu 4% feststellten, kommt nach unseren Feststellungen in der Durchschnittsbevölkerung häufiger vor, als bisher angenommen wurde. In 75% waren Bettnässen mit psychischen Besonderheiten verknüpft. Auf die Möglichkeit einer erblichen dominanten Form des Bettnässens wurde hingewiesen und ein Fall beschrieben.

7. Psychische und andere Besonderheiten zeigen sich bei den 8 illegitim geborenen Probanden in 4 Fällen.

8. Psychische Störungen des höheren Lebensalters fanden wir zu 3%.

9. Organische Nervenleiden fanden wir ebenfalls zu 2% (Paralysis agitans). Auf die Möglichkeit des dominanten Erbganges der Paralysis agitans wurde hingewiesen.

10. Krankheiten der peripheren Nerven stellten wir zu 7% in Form von Ischias fest. Wir werteten sie als Berufskrankheit.

B.

1. Das Durchschnittsalter der lebend aus der Beobachtung ausgeschiedenen Probanden beträgt 61 Jahre.

2. Bei den Todesursachen finden wir an erster Stelle Carcinom mit 3% und Herzkrankheiten mit 3% auf alle Probanden bezogen. Auf alle Todesfälle bezogen für Carcinom und Herzkrankheiten je ein Drittel.

3. An Berufskrankheiten fanden wir bei unseren Probanden außerdem a) Infektionskrankheiten (schwere Anginen 5%, Polyarthritis 6%), b) Muskelrheumatismus 12%, c) Ulcus ventriculi 4%, d) Gastritis chronica 2%, e) erworbene Schwerhörigkeit 8%, f) Leistenbrüche 17%, g) Unfälle 15%.

4. In bezug auf die übrigen allgemein medizinischen Erkrankungen fanden wir bei nur geringem Vergleichsmaterial keine wesentlichen Abweichungen von bisherigen Ergebnissen.

C.

1. Der Prozentsatz (8%) der unehelich Geborenen unter unseren ehelich Geborenen entspricht dem Prozentsatz der unehelich Geborenen einer Durchschnittsbevölkerung um 1876—1880.

2. Der quantitativ gleichen Beteiligung der unehelich geborenen Werkmeister um 1876—1880 steht eine qualitativ ungleichmäßige in biologischer Hinsicht gegenüber (S. 41).

3. Das Heiratsdurchschnittsalter der um 1876—1880 Geborenen beträgt 26,12 Jahre.

4. Über ein Drittel unserer Probanden ist landgeboren.

5. Über 50% unserer Probanden gingen aus dem Handwerkerstande hervor.

6. Über 50% der Väter des Werkmeisternachwuchses waren bereits selber Meister.

7. In 261 Fällen wurden Neigungen, Begabungen und Interessen festgestellt, die für die Tätigkeit als Handwerker, Meister und Werkmeister besonders erwünscht sind.

8. Der größte Prozentsatz unserer Probanden gehörte als Werkmeister, Oberwerkmeister, Betriebsführer dem Metallhandwerk an.

9. Ein Berufswechsel bei unseren Probanden hatte nur in 3% stattgefunden. 3% waren ungelernt. Allen Probanden jedoch war gemeinsam, daß sie letzten Endes fachlich und persönlich führende Stellungen einnahmen, weil sie hierfür die innere Voraussetzung und Eignung mitbrachten.

10. 34% unserer Probanden waren gewandert.

11. Bei 80% unserer Probanden fand ein sozialer Aufstieg statt, bei 17% blieb die soziale Stellung gleich, nur bei 3% trat ein geringes soziales Sinken ein.

Abschließend sei zusammenfassend gesagt, daß die im ersten Teil unserer Arbeit ausgesprochene Vermutung: „Sind die von uns untersuchten Werkmeister eine soziologische und biologische Auslese?“ auf Grund unserer Untersuchungen und Feststellungen voll und ganz ihre Bestätigung gefunden hat.

B. Die Probandinnen.

1. *Erfassung und Berufe der Probandinnen.*

Die Unterteilung dieses Kapitels über die Probandinnen entspricht im Wesentlichen der des vorherigen Kapitels, das die Probanden behandelte. Die Probandinnen wurden, wie im ersten Teil ausgeführt, dadurch gewonnen, daß wir die Ehefrauen unserer Ausgangspersonen, unserer Probanden, als *parallele Probandinnenreihe* zu unserer Probandenreihe aufstellten und mit genau derselben Intensität, wie im ersten Teil dieser Arbeit und in dem Kapitel über die Probanden schon besprochen, durcharbeiteten. Hierzu gehörte unter anderem auch, daß wir alle lebenden Probandinnen aufsuchten. Nach der ursprünglichen Fragestellung ist die Aufstellung dieser parallelen Probandinnenreihe ohne weiteres verständlich.

Wenn wir bereits sahen, inwieweit unsere Annahme berechtigt ist, daß unsere Probanden nicht nur eine vermutete, sondern tatsächliche Auslese, und zwar in soziologischer wie auch in biologischer Hinsicht darstellen, so ist eben auch von diesen beiden Gesichtspunkten aus jetzt die Frage zu entscheiden, wieweit die Ehepartner sich der, durch die Ausleseeigenschaften der Probanden bedingten, Forderung nach einem soziologisch und biologisch gleichwertigen Partner anpassen, d. h., wieweit in unserem Falle die Gattenwahl an sich ohne Lenkung von dritter Seite geneigt ist, diesem wichtigen erbbiologischen Angleichsfaktor Rechnung zu tragen.

Es liegt bereits in der Beantwortung dieser Frage auch der Schwerpunkt der Beantwortung der in dem nächsten Kapitel über die *Probanden-Kinder* auftauchenden Frage nach deren *Erbprognose.* Allerdings läßt sich auf Grund der Kenntnis der beidseitigen gesundheitlichen Verhältnisse der Eltern (Proband und Probandin) allein ja nur eine begrenzte Erbprognose stellen. Es bilden daher für unsere Erbprognosestellung für die Probanden-Kinder die Probanden und die Probandinnen auch nur Ausgangspunkt und Bindeglied zu ihren Sippen, die ja erst in ihrem Gesamtbild einen Vergleich der Wertigkeit des bei den Probanden-Kindern zutage tretenden und durch die Probanden und Probandinnen vermittelten Erbgutes ermöglichen. Der Schwerpunkt in diesem Sinne liegt also nicht nur bei den Probandinnen an sich, sondern auch in der Hinzuziehung ihrer Sippen zu unseren Überlegungen und Untersuchungen überhaupt. Nachdem wir die Probanden als erbprognostisch positiv zu wertende Faktoren für die Probanden-Kinder bereits erkannten, prüfen wir jetzt die Probandinnen unter denselben Gesichtspunkten wie seinerzeit die Probanden.

Wenn uns, ebenso wie in dem vorigen Kapitel über die Probanden, hierbei natürlich in Sonderheit wieder psychiatrische Überlegungen leiten, so müssen wir jedoch auch hier folgerichtig alle anderen vorher im Probanden-Kapitel behandelten Fragen auch für die Probandinnen mitbeantworten, besonders auch, um die rassenhygienischen Belange genügend zu würdigen. Der ausgewählten ersten Hundertschaft unserer verheirateten Probanden entsprachen naturgemäß 100 Probandinnen, wenn wir die Mehrehen vorerst außer acht lassen. Soweit aus irgendeinem Grunde eine Abweichung von diesem Hundertsatz bereits in diesem Kapitel in Frage kommt, ist wieder jeweils die Bezugsziffer zu den Prozentziffern bzw. zu den korrigierten Prozentziffern gegeben.

Wir haben im Folgenden für den Begriff zweite, dritte, vierte Ehefrau, oder zweite, dritte und vierte Ehe zur Vereinfachung häufig den Sammelbegriff „Zweitprobandin" gewählt und meinen damit dann jeweils alle Mehrehefrauen. Nur soweit es uns erforderlich schien, haben wir die vorgenannten Eheverhältnisse nach zweiter, dritter und vierter Ehe getrennt. In den gebrachten Tabellen bezeichnet dann die römische

Tabelle 15. Berufsgruppierung der Probandinnen.

Nr.		%	%	Nr.		%	%
					Übertrag	64	
1	Schneiderin	22		11	Erzieherin	1	
2	Köchin	13		12	Krankenschwester .	1	
3	Hausangestellte . .	12		13	Telephonistin	1	
4	Verkäuferin	4		14	Expedientin	1	
5	Kontoristin	3		15	Kindermädchen . .	1	
6	Büglerin	3		16	Buchbinderin . . .	1	
7	Modistin	2		17	Maschinenstrickerin .	1	
8	Weißnäherin	2		18	Spinnerin	1	
9	Kassiererin	2		19	Prägerin	1	73
10	Lehrerin	1	64	20	Ungelernt		27
	Übertrag		64		Gesamtsumme		100

Ziffer zu den Aktnummern oder Probandinnenzeichen jeweils, ob es sich um eine zweite, dritte oder vierte Ehefrau handelt. Von unseren Probandinnen hatten 73% einen *Beruf* gelernt und ausgeübt, wobei wir Berufstätigkeit auch dann annahmen, wenn die Probandinnen in einem fremden Haushalt tätig gewesen waren. 27% hatten keinen Beruf gelernt, sondern waren vor der Eheschließung im elterlichen Haushalt beschäftigt gewesen. Eine Übersicht über die von den einzelnen Frauen erwählten und zeitweilig ausgeübten Berufe gibt die Tabelle 15.

An erster Stelle der Berufsausbildungen unserer Probandinnen steht mit 22% das Schneiderhandwerk. Dann folgt mit Abstand der Beruf als Köchin mit 13% und mit 12% der der Hausangestellten. Verkäuferinnen finden wir zu 4%, Kontoristinnen und Büglerinnen zu je 3%. Modistinnen, Weißnäherinnen und Kassiererinnen zu je 2%. Folgende zehn Berufe sind mit je 1% vertreten: Lehrerin, Erzieherin, Krankenschwester, Telephonistin, Expedientin, Kindermädchen, Buchbinderin, Maschinenstrickerin, Spinnerin und Prägerin. Ungelernt waren 27%.

Wir finden, von einzelnen Ausnahmen abgesehen, nicht eine eigentliche Neigung zur Spezialberufsausbildung, vielmehr sehen wir, daß sich die größere Mehrzahl aller Probandinnen den rein häuslichen, hauswirtschaftlich-praktischen Vorbereitungen für die Haushaltsführung zuwendet. Alle ungelernten Probandinnen, die vor der Eheschließung im elterlichen Haushalt tätig waren, können wir wohl ebenso hierher zählen, so daß wir letzthin über 75% in dieser Gruppe finden.

Interessant ist hierbei auch, daß nur 26% aller Probandinnen nach der Eheschließung noch mehr oder weniger lange Zeit berufstätig blieben. Diese Tatsache stimmt damit überein, daß über 75% sich von Anfang an der Vorbereitung der Haushaltsführung zugewandt hatten. 74% unserer Probandinnen fühlten sich nach dem Eintritt in die Ehe nicht mehr als berufstätig in diesem Sinne. Auch bei den Ehefrauen der zweiten und dritten Ehe überwiegen die hauswirtschaftlichen Neigungen und Ausbildungsgänge. In einem Falle hatten wir hier eine ausgesprochene

Tabelle 16. Berufsgruppierung der zweiten, dritten und vierten Ehefrauen der Probanden.

				Übertrag	5
1	Monteurin	1	6	Verkäuferin	2
2	Erzieherin	1	7	Büfettdame	1
3	Modistin	1	8	Ungelernt	10
4	Schneiderin	1	9	Unbekannt	1
5	Kammerfrau	1			
	Übertrag	5		Gesamtsumme	19

berufliche Spezialneigung zu technischen Dingen. Die Einzelheiten sind am besten im Vergleich mit der Tabelle 16 ersichtlich.

Wir finden hier bei der Bezugsziffer 19 eine Monteurin, eine Erzieherin, eine Schneiderin, eine Modistin, eine Kammerfrau und eine Büfettdame, das sind je 5,3%. Verkäuferinnen finden wir 2, das sind 10,4%. Ungelernt im vorgenannten Sinne waren 10 Personen, also 52,5%. Von einer Zweitprobandin war nicht feststellbar, ob sie ungelernt oder gelernt war (Akt 59/134) (5,3%).

2. *Todesursachen und Altersaufbau der Probandinnen.*

23% unserer Probandinnen schieden vor Abschluß der Untersuchungen tot aus der Beobachtung aus, und zwar 2 während der Bearbeitungszeit (Akt 71/164 und 88/257). Alle anderen waren schon früher durch Tod aus der Beobachtung ausgeschieden (vgl. hierzu Kapitel Probanden S. 44).

Die *Todesursachen* der tot aus der Beobachtung ausgeschiedenen Probandinnen finden wir in der Tabelle 17 zusammengestellt. In derselben Tabelle finden wir auch die Todesursachen der tot aus der Beobachtung ausgeschiedenen zweiten und dritten Ehefrauen der Probanden verzeichnet.

Die häufigsten Todesursachen bildeten bei unseren Probandinnen das Carcinom und die Erkrankungen des Herzens. Von 23 gestorbenen Probandinnen starben 4 an Carcinom und 4 an Herzkrankheiten, das sind je 17,4%, zusammen 8 aller gestorbenen Probandinnen. Bei den Carcinomen handelt es sich um je ein: Lungencarcinom, Magen-Darmcarcinom, Mammacarcinom und Uteruscarcinom. Erkrankungen an Carcinom in jüngerem (jugendlichem) Alter fanden wir nicht. Das niedrigste Sterbealter an Carcinom war 49 Jahre (Lungencarcinom). Dann folgen mit 54 Jahren Mammacarcinom, mit 58 Jahren Uteruscarcinom und mit 70 Jahren Magen-Darmcarcinom.

Auf alle Probandinnen bezogen starben 4% an Carcinom. Auf weitere Carcinomerkrankungen stoßen wir später bei der Besprechung der gynäkologischen Erkrankungen der Probandinnen. Da auch die Todesursachenreihe der Probandinnen noch nicht abgeschlossen ist, gilt auch für sie das bei der Todesursachenbesprechung der Probanden Gesagte, wenn auch nicht in demselben Umfang wie bei den Probanden, bei denen

Tabelle 17. Todesursachen der tot aus der Beobachtung ausgeschiedenen Probandinnen und Zweitprobandinnen in der Reihenfolge des Sterbealters.

Lfd. Nr.	Akt-Nr.	Todesursache	Sterbealter in Jahren	Sterbejahr
1	59/134	Lungentuberkulose	21	1901
2	28/60	Im Wochenbett	23	1900
3	41/87a	Im Wochenbett	25	1901
4	60/137	Lungen- und Rippenfellentzündung	38	1917
5	10/26	Kehlkopftuberkulose	40	1924
6	84/205	Gehirnstruma	41	1922
7	55/122	Herzleiden und Wassersucht	43	1920
8	17/37	Lungencarcinom	49	1933
9	61/138	Schlaganfall	49	1916
10	53/117	Gehirnerweichung	49	1925
11	42/89	Herzleiden und Wassersucht	54	1926
12	77/191	Mammacarcinom	54	1929
13	5/20	Nierenschrumpfung und Herzlähmung	56	1934
14	29/63	Blutvergiftung	56	1929
15	70/161	Lungen- und Rippenfellentzündung	56	1928
16	22/45	Lungentuberkulose	57	1918
17	13/31	Unterleibscarcinom	58	1927
18	71/164	Schlaganfall	64	1937
19	99/257	Addison	64	1938
20	23/47	Herzleiden und Wassersucht	68	1932
21	86/211	Altersschwäche	70	1934
22	90/220	Magen- und Darmcarcinom	70	1935
23	79/198	Herzleiden und Wassersucht	71	1935
1	10/26^{II}	Gehirnerweichung	49	1924
2	10/26^{III}	Herzschlag	60	1932
3	47/99^{II}	Magencarcinom	?	?

ja nur die zu Beginn der Arbeit noch lebenden Werkmeister als Probanden in den Untersuchungskreis eingeschlossen wurden, während die Werkmeisterehefrauen auch als Probandinnen in Erscheinung treten konnten, wenn sie z. B. schon vor 1900 verstorben waren (vgl. Kapitel Probanden S. 61). Auf alle Probandinnen bezogen, starben 4% an Erkrankungen des Herzens. Diese 4 an Erkrankungen des Herzens gestorbenen Probandinnen starben im Alter von 43, 54, 68 und 71 Jahren.

An dritter Stelle der Todesursachen steht die Tuberkulose mit 13% (3% aller Probandinnen). Bei 2 Fällen der Tuberkulose handelt es sich um Tuberkulose der Lungen, und zwar starb eine von diesen Probandinnen im Alter von 21 Jahren, die andere im Alter von 57 Jahren. Bei dem dritten Fall von Tuberkulose handelte es sich um eine Kehlkopftuberkulose. Das Sterbealter dieser Probandin betrug 40 Jahre. Je 8,7% (2) der Probandinnen starben im Wochenbett (23 und 25 Jahre), an Lungenentzündung (38 und 56 Jahre) und an Schlaganfall (49 und 64 Jahre). Die übrigen Todesursachen waren zu je 4,3% (1): Gliom (41 Jahre), Gehirnerweichung (49 Jahre), Nierenschrumpfung (56 Jahre), Blutvergiftung (56 Jahre), Addison (64 Jahre) und Altersschwäche

Tabelle 18. Altersgruppen der lebend aus der Beobachtung ausgeschiedenen Probandinnen.

Alter in Jahren	Lebend schieden aus	Alter in Jahren	Lebend schieden aus	Alter in Jahren	Lebend schieden aus	Alter in Jahren	Lebend schieden aus	Alter in Jahren	Lebend schieden aus	Alter in Jahren	Lebend schieden aus	Alter in Jahren	Lebend schieden aus
40	—	45	1	50	3	55	9	60	5	65	2	70	2
41	1	46	—	51	1	56	2	61	1	66	3	71	2
42	1	47	3	52	2	57	1	62	4	67	2	72	—
43	—	48	5	53	3	58	4	63	3	68	2	73	1
44	1	49	2	54	5	59	3	64	1	69	2	74	—
Summe	3		11		14		19		14		11		5

Summe insgesamt 77

(70 Jahre). Die eingeklammerten Ziffern hinter den Prozentzahlen geben die absoluten Zahlen der an den einzelnen Todesursachen verstorbenen 23 Probandinnen an. Die jüngstgestorbene Probandin war bei ihrem Tode 21 Jahre, die älteste gestorbene war bei ihrem Tode 71 Jahre alt.

Die Todesursachen der 3 gestorbenen *Zweitprobandinnen* sind je eine Gehirnerweichung (49 Jahre), ein Herzschlag (60 Jahre) und ein Magencarcinom. Das Sterbealter dieser letztgenannten, an Carcinom verstorbenen zweiten Ehefrau, die mit 23 Jahren unseren Probanden 47/99 geheiratet und keine Kinder aus dieser Ehe hatte, konnten wir nicht mit Sicherheit feststellen. Die Bezugsziffer für diese 3 tot aus der Beobachtung ausgeschiedenen Zweitprobandinnen beträgt 17. Das Sterbejahr der Zweitprobandinnen findet sich jeweils in der dazugehörigen Spalte der Tabelle 17. Das Durchschnittsalter der Zweitprobandinnen haben wir bei der Beurteilung des Sterbealters wegen der zu kleinen Bezugsziffer außer acht gelassen. Das Durchschnittsalter der gestorben aus der Beobachtung ausgeschiedenen Probandinnen beträgt 51 Jahre. Wir hatten bei den gestorben aus der Beobachtung ausgeschiedenen Probanden ein Durchschnittsalter von 65 Jahren gefunden. Das Durchschnittsalter der gestorben aus der Beobachtung ausgeschiedenen Probandinnen liegt um 14 Jahre tiefer als das bei den gestorben aus der Beobachtung ausgeschiedenen Probanden gefundene. Wir haben bereits in dem Probanden-Kapitel gezeigt, daß wir es hierbei nicht mit einem biologischen Auslesefaktor zugunsten der Probanden zu tun haben, sondern mit einem artifiziellen Produkt auf Grund unserer verschiedenartigen Erfassung der Probanden und der Probandinnen (vgl. Kapitel Probanden, S. 61). In Parallele zu den *Altersgruppen* der lebend aus der Beobachtung ausgeschiedenen Probanden (Tabelle 9 des Probanden-Kapitels, S. 38) bringen wir hier anschließend die Altersgruppenzusammenstellung der lebend aus der Beobachtung ausgeschiedenen Probandinnen.

Das Durchschnittsalter der lebend aus der Beobachtung ausgeschiedenen Probandinnen beträgt 57 Jahre. Das der lebend aus der Beobachtung ausgeschiedenen Probanden betrug 61 Jahre. Wir finden somit, daß unsere lebend aus der Beobachtung ausgeschiedenen Probandinnen im Durchschnitt 4 Jahre jünger sind als unsere Probanden. Unsere jüngste, lebend aus der Beobachtung ausgeschiedene Probandin war am 1. 8. 39 41 Jahre alt. Unsere älteste, lebend aus der Beobachtung ausgeschiedene Probandin war zu gleicher Zeit 73 Jahre alt. Die Verteilung der lebend aus der Beobachtung ausgeschiedenen Probandinnen auf die einzelnen Altersgruppen ist im einzelnen und nach Altersgruppen zusammengefaßt auch aus der Tabelle 18 ersichtlich. Die wenigsten lebend aus der Beobachtung ausgeschiedenen Probandinnen stellte die Altersgruppe 40—44 Jahre, nämlich 3. Die meisten Probandinnen stellte die Altersgruppe 55—59 Jahre, und zwar 19. Dazwischen liegen mit 5 Probandinnen die Altersgruppe 70—74 Jahre, mit je 11 Probandinnen die Altersgruppen 45—49 Jahre und 65—69 Jahre und mit je 14 Probandinnen die Altersgruppen 50—54 Jahre und 60—64 Jahre. In der Abb. 5 sind die Ergebnisse des Tabelle 9 des Probanden-Kapitels (S. 38) und der Tabelle 18 dieses Kapitels in Kurvenform einander gegenübergestellt.

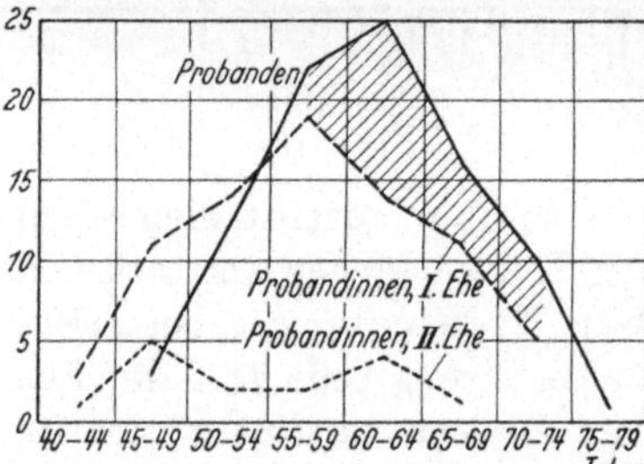

Abb. 5. Altersgruppierung der lebend aus der Beobachtung ausgeschiedenen Probandinnen und Probanden.

Wir ersehen auch aus den Kurven das Zurückbleiben der lebend aus der Beobachtung ausgeschiedenen Probandinnen hinter den lebend aus der Beobachtung ausgeschiedenen Probanden. Die Höchstzahl der lebend aus der Beobachtung ausgeschiedenen Probandinnen liegt mit 19 in der Altersgruppe 55—59 Jahre. Die Höchstzahl der lebend aus der Beobachtung ausgeschiedenen Probanden lag mit 25 in der Altersgruppe 60—64 Jahre. Auch diese Unterschiede sind nach dem Vorhergesagten verständlich, da ja entsprechend dem höheren Prozentsatz der schon gestorben in die Untersuchung einbezogenen Probandinnen auch entsprechend weniger lebende Probandinnen ausscheiden müssen. Herausgehoben werden soll durch die Kurven die Differenz des Durchschnittsalters der lebend aus der Beobachtung ausgeschiedenen Probanden und des Durchschnittsalters der lebend aus der Beobachtung ausgeschiedenen Probandinnen. Die Höchstzahl der lebend aus der Beobachtung ausgeschiedenen zweiten Ehefrauen der Probanden liegt mit 5 in der Altersgruppe 45—49 Jahre. Anschließend zeigt uns die Tabelle 19 den Altersaufbau und die Altersgruppen der lebend aus der Beobachtung ausgeschiedenen zweiten Ehefrauen unserer Probanden.

Tabelle 19. Altersgruppen der lebend aus der Beobachtung ausgeschiedenen zweiten Ehefrauen unserer Probanden.

Alter in Jahren	Lebend schieden aus	Alter in Jahren	Lebend schieden aus	Alter in Jahren	Lebend schieden aus	Alter in Jahren	Lebend schieden aus	Alter in Jahren	Lebend schieden aus	Alter in Jahren	Lebend schieden aus	Alter in Jahren	Lebend schieden aus	Alter in Jahren	Lebend schieden aus
40	—	44	—	48	3	52	—	55	1	59	2	63	—	67	—
41	—	45	1	49	—	53	—	56	—	60	1	64	—	68	1
42	—	46	—	50	—	54	1	57	1	61	1	65	—	69	
43	1	47	1	51	1		—	58	—	62	—	66	—		
Summe	1		2		4		1		2		4		—		1

Summe insgesamt 15

Das Durchschnittsalter dieses lebend aus der Beobachtung ausgeschiedenen Personenkreises der zweiten Ehefrauen beträgt 54 Jahre. Zu den 15 lebend aus der Beobachtung ausgeschiedenen zweiten Ehefrauen unserer Probanden gehören noch 2 tot ausgeschiedene zweite Ehefrauen hinzu, so daß wir insgesamt 17 lebend und gestorben ausgeschiedene zweite Ehefrauen haben. Das Sterbealter der einen betrug 49 Jahre, die Todesursache war Gehirnerweichung. Diese Zweitprobandin ist vor der Beobachtung ausgeschieden. Die Todesursache der anderen Zweitprobandin war Magencarcinom, das Sterbealter ist unbekannt. Auch diese tot aus der Beobachtung ausgeschiedene Zweitprobandin war schon vor Inangriffnahme der Arbeit ausgeschieden.

Tabelle 20. Durchschnittsalter der lebend und tot aus der Beobachtung ausgeschiedenen Probanden und Probandinnen der ersten und zweiten Ehe.

	Der lebend Ausgeschiedenen in Jahren	Der gestorben Ausgeschiedenen in Jahren	Der lebend und gestorben Ausgeschiedenen in Jahren
P♂ Bez.-Ziff. 100	61	65	63
P♀I Bez.-Ziff. 100	57	51	54
P♀II Bez.-Ziff. 17	54	49	$51^1/_2$

Es schieden von den zweiten Ehefrauen lebend aus der Beobachtung am 1. 8. 39 aus: Je eine Zweitprobandin in der Altersgruppe 40 bis 44 Jahre und 65 bis 69 Jahre, je 2 der Altersgruppe 50—54 Jahre und 55 bis 59 Jahre, 4 Zweitprobandinnen der Altersgruppe 60—64 Jahre und 5 der Altersgruppe 45—49 Jahre. Wir fanden die Eintragungen der Tabelle 19 unter den Vergleichskurven der Abb. 5 bereits mit angeführt. Der Personenkreis der Zweitprobandinnen wäre der Vollständigkeit wegen hier zu den 15 lebend und 2 gestorben aus der Beobachtung ausgeschiedenen zweiten Ehefrauen um eine an Herzschlag gestorben aus der Beobachtung ausgeschiedene dritte Ehefrau und um eine mit 45 Jahren lebend aus der Beobachtung ausgeschiedene vierte Ehefrau auf insgesamt 19 Zweitprobandinnen zu ergänzen. Das Durchschnittsalter der lebend und tot aus der Beobachtung ausgeschiedenen Probanden und Probandinnen der ersten und zweiten Ehe haben wir in der Tabelle 20 gesondert nach lebend, gestorben und zusammengefaßt gegenübergestellt.

Zusammengefaßt ergibt sich für das Durchschnittsalter der Probanden und der Probandinnen der ersten, zweiten und weiteren Ehe folgendes:

1. Das Durchschnittsalter der lebend aus der Beobachtung ausgeschiedenen Probandinnen erster Ehe beträgt 57 Jahre. Bei den Probanden betrug das Durchschnittsalter der lebend aus der Beobachtung Ausgeschiedenen 61 Jahre. Die lebend aus der Beobachtung ausgeschiedenen Probanden waren im Durchschnitt 4 Jahre älter als die lebend aus der Beobachtung ausgeschiedenen Probandinnen.

2. Das Durchschnittsalter der tot aus der Beobachtung ausgeschiedenen Probandinnen beträgt 51 Jahre. Das der tot aus der Beobachtung ausgeschiedenen Probanden betrug 65 Jahre. Das Durchschnittssterbealter der tot aus der Beobachtung ausgeschiedenen Probandinnen liegt um 14 Jahre niedriger als das Durchschnittssterbealter der tot aus der Beobachtung ausgeschiedenen Probanden, wobei die bereits angestellten Überlegungen zu dieser Differenz zu beachten sind.

3. Das Durchschnittsalter der lebend und gestorben aus der Beobachtung ausgeschiedenen Probandinnen beträgt 54, das der Probanden 63 Jahre. Somit sind unsere 100 Probandinnen im Durchschnitt 9 Jahre jünger als die Probanden. Auch hierbei spielt die Tatsache eine Rolle, daß die in jüngerem Alter tot ausgeschiedenen Probandinnen das Zahlenverhältnis für sich nach unten verschieben, während die in jüngerem Alter verstorbenen Probanden nach dem Vorhergesagten auch bei dieser Rechnung gar nicht in Erscheinung treten.

4. Die aus den Tabellen ersichtlichen Vergleichszahlen für die zweiten Ehefrauen der Probanden liegen insgesamt niedriger als bei den ersten Ehefrauen. Wir werden später sehen, daß die Probanden bei einer zweiten Eheschließung im Durchschnitt Frauen heirateten, die 12 Jahre jünger waren als sie selber.

5. Das Durchschnittsalter der lebend aus der Beobachtung ausgeschiedenen zweiten Ehefrauen beträgt 54 Jahre. Das Durchschnittsalter der tot aus der Beobachtung ausgeschiedenen zweiten Ehefrauen beträgt 49 Jahre.

6. Das Durchschnittsalter der lebend und tot aus der Beobachtung ausgeschiedenen zweiten Ehefrauen beträgt $51^1/_2$ Jahre.

3. *Religionszugehörigkeit und Geburtsorte der Probandinnen.*

Die *Religionszugehörigkeit* der Probandinnen entspricht den Zahlen, die wir bei den Probanden fanden. Wir finden 80% katholische und

Tabelle 21. Geburtsorte aller Probandinnen und Probanden.

	Gemeinden			
	bis 2000 Einwohner	von 2000 bis 10000 Einwohnern	von 10000 bis 100000 Einwohnern	von über 100000 Einwohnern
P♂ B.-Z. 100	35 = 35%	23 = 23%	15 = 15%	27 = 27%
P♀I B.-Z. 100	39 = 39%	11 = 11%	15 = 15%	35 = 35%
P♀II B.-Z. 17	10 = 58,8%	2 = 11,8%	1 = 5,9%	4 = 23,5%
P♀III B.-Z. 1	1 = 100%	—	—	—
P♀IV B.-Z. 1	—	—	—	1 = 100%

19% evangelische Probandinnen. Eine Probandin (1%) trat 1919 aus Überzeugung aus der evangelischen Kirchengemeinschaft aus (Probandenfrau Akt 30/64), ohne hernach einer anderen Religionsgemeinschaft anzugehören.

Die Religionsverhältnisse der durch Mehrehen zu dem Probandinnenkreis hinzugetretenen Personen zeigen 17 katholische und 2 evangelische Zweitprobandinnen, das sind 89,5% katholische und 10,5% evangelische. Kirchenaustritte oder Wechsel in andere Religionsgemeinschaften finden wir bei den Zweitprobandinnen nicht. Das Verhältnis der *Stadt-* und *Landgebürtigkeit* der Probandinnen gibt die Tabelle 21 wieder. Vergleichend haben wir die Daten der Tabelle 10 des Kapitels Probanden S. 40 hier mit aufgenommen. Desgleichen sind die Mehrehen in der Tabelle 21 mit angeführt, da auch sie uns einige interessante Ausblicke für später zu besprechende rassenhygienische Maßnahmen ergeben.

Aus der Tabelle 21 ist ersichtlich, daß bei den Probandinnen im Vergleich zu den Probanden die Mittelstädte von 2—10000 Einwohnern sehr zurücktreten zugunsten der Dorfgemeinschaften und der Großstädte von über 100000 Einwohnern. Während bei unseren Probanden von den Mittelstädten von 2—10000 Einwohnern 23% aller Probanden gestellt wurden, stellen die Mittelstädte von 2—10000 Einwohnern nur 11% unserer Probandinnen, d. h., sie stellen weniger als die Hälfte. Der Beitrag der Städte von 10—100000 Einwohnern ist bei den Probandinnen und bei den Probanden gleich. Der Ausgleich obenstehender Differenz von 12% findet mit 4% durch die dörflichen Gemeinschaften bis zu 2000 Einwohnern, mit 8% durch die Großstädte über 100000 Einwohner statt. Letzteres ist, wenn sich die hier programmatisch festgehaltenen Überlegungen an einem größeren Material bestätigen, dann wohl so zu deuten, daß die größeren Kenntnisse und größeren Leistungen der Probanden auch in größere Wirkungskreise und somit auch in größere und Großstädte führen. Die Mittelstadt, die Pflegestätte des Handwerks vermutlich, ist an der Eheschließung unserer handwerklichen Ausleseprobanden am geringsten beteiligt, was für die Nachwuchsfrage für unsere handwerklich begabten und sich auszeichnenden Probanden sicher nicht ohne Bedeutung ist.

Es mag in diesem Zusammenhang auf die strengen und zielbewußten Maßnahmen und auf die geschriebenen und ungeschriebenen Zunftgesetze des alten Handwerks, auch gerade in bezug auf die Gattenwahl, hingewiesen werden. Es wurde dadurch, daß die Handwerker wieder in Handwerkerfamilien hinein heirateten eine Anreicherung von handwerklichen Neigungen, Interessen und Begabungen erreicht. Zugleich sorgte somit der Handwerkerstand in idealer Weise für die Regeneration des Standes aus den eigenen Reihen. Es mag ferner daran erinnert werden, daß zur Zeit der Gültigkeit dieser Zunftgesetze die hohe Zeit des deutschen Handwerks bestand und mannigfache, uns heute noch zugängliche Kunstwerke, gerade auch im Metallhandwerk, z. B. in der Schmiedekunst, hervorbrachte.

Auch bei den Probandinnen der Zweitehen finden wir ein deutliches Verschieben der Geburtsorte von der Mittelstadt zur Kleinstadt, wobei allerdings noch hervorzuheben ist, daß allein 58,8% aller zweiten Ehefrauen aus ländlichen Verhältnissen (Wohngemeinschaft unter 2000 Einwohnern) stammen. Es wäre verlockend, hieraus den Schluß zu ziehen, daß der Instinkt des Ausleseprobanden diesen bei der Zweitwahl nicht nur, wie wir später sehen werden, soziologisch, sondern auch biologisch gelenkt hätte, nachdem er sich, vielleicht nur innerlich bewußt, auf den „*Aufstieg seines Nachwuchses durch Auslese und Gattenwahl*" besonnen hätte, indem bei zwar gleicher Beteiligung der Mittelstadt doch dem ländlichen Regenerationsquell vor der Großstadt der Vorzug gegeben wird. Wenn dem so wäre, so würden wir und die Probanden und der Staat, d. h. also die Volksgemeinschaft, jedoch auch nur wenig Freude an dieser eventuellen späten Erkenntnis unserer Probanden, der Werkmeister, haben, denn erstens sind Zweitehen nicht die Regel, ebensowenig wie Erstehen ein Experiment sein sollten, und zweitens ist die Fruchtbarkeit der Zweitehen schon wegen des höheren Lebensalters der Zweitehefrauen beschränkt. Hierbei haben wir alle übrigen Nachteile der Spätheirat in bezug auf die Nachkommenschaft noch gar nicht mit berücksichtigt. Wir könnten diese ja leicht an einem großen Material überprüfbare Anregung jedoch zum Anlaß nehmen, unsere später aufzustellenden rassenhygienischen Forderungen zum Schutze und zur Wahrung und Mehrung eines als biologisch wertvoll erkannten Erbgutes mitzubegründen.

4. *Geburtsverhältnisse und Heiratsalter der Probandinnen.*

Von den Probandinnen waren 93 *ehelich geboren.* Diese setzen sich zusammen aus 88 (87) nach der Eheschließung Geborenen und 5 (5) vorehelich Geborenen. 7 (8) Probandinnen entstammten einem illegitimen Verhältnis. Die eingeklammerten Zahlen geben die Verhältnisse wieder, wie wir sie bei unseren Probanden fanden. Die Zahlen stimmen bei beiden fast genau überein.

Das Verhältnis der *unehelich geborenen Probandinnen* zu den ehelich geborenen entspricht somit auch dem über die unehelich Geborenen um 1876—1880 auf S. 41 des Probanden-Kapitels Gesagtem. Nach dem statistischen Jahrbuch für *Bayern* betrug der Jahresdurchschnitt in den Jahren 1869—1880 13,65% unehelich Geborene. Bei den Zweitprobandinnen finden wir 18 ehelich Geborene, keine vorehelich und eine unehelich Geborene, das wären 5,3% unehelich Geborene. Die Tatsache, daß wir unter den Mehrehen unserer Probanden keine vorehelich geborenen und nur eine unehelich geborene Partnerin finden, möchten wir trotz der kleinen Bezugsziffer (19) aber im Zusammenhang mit anderen in diesem Sinne gemachten Beobachtungen und Feststellungen, auf die wir gegebenenortes jeweils zurückkommen, vorsichtig dahin ausdeuten, daß das soziale Niveau der unehelich Geborenen, zumindest in den meisten Fällen, den durch einen Ausleseprozeß hindurchgegangenen und aufgestiegenen Probanden nicht liegt, oder vielmehr nicht mehr liegt. Sein Heiratskreis hätte sich also, Auslesegesetzen folgend, nicht nur soziologisch, was wir nachher beweisen, sondern auch biologisch verschoben.

Tabelle 22. Heiratsalter aller Probandinnen.

Heiratsalter der Probandinnen in Jahren	I. Ehefrau	II. Ehefrau	III. Ehefrau	IV. Ehefrau
15—19	6	—	—	—
20—24	56	1	—	—
25—29	32	3	—	—
30—34	5	5	—	—
35—39	1	4	—	1
40—44	—	—	—	—
45—49	—	2	—	—
50—54	—	2	1	—
Summe	100	17	1	1

Die zahlenmäßige Beteiligung der einzelnen Altersgruppen der Gesamtprobandinnen in Bezug auf das *Eheschließungsalter* ist am besten auch mit der Zusammenstellung der Tabelle 22 zu vergleichen. Diese zeigt uns, daß die Gruppe 20—24 Jahre 56% der erstheiratenden Probandinnen stellt. 32% heirateten zwischen 25 und 29 Jahren. Dann folgen 6%, die zwischen 15 und 19 Jahren, und 5%, die zwischen 30 und 34 Jahren heirateten. Eine Probandin, 1%, gehörte der Heiratsgruppe 35—39 Jahre an. Die Mehrzahl der zweiten Ehefrauen (5) gehörten der Altersgruppe 30—34 Jahre an. Alle übrigen Daten in bezug auf das Heiratsalter der zweiten, dritten und vierten Ehefrauen finden sich ebenfalls in der Tabelle 22. Das durchschnittliche Heiratsalter der ersten Ehefrauen unserer Probanden, der Probandinnen, beträgt 24 Jahre. Das der Probanden betrug 26 Jahre. Das durchschnittliche Heiratsalter der zweiten Ehefrauen beträgt 36 Jahre. Die dritte und vierte Ehefrau waren bei der Eheschließung 54 und 39 Jahre alt. Beide gehören zum Akt 10/26.

Wir sehen aus Vorstehendem, daß sowohl die Probanden mit 26 Jahren als auch die Probandinnen, und in diesem Sinne sind ja nur die Erstehen zu werten, im Vergleich zu dem Stande, aus dem sie sich emporgearbeitet haben bzw. in den sie gehörten, bevor die Probanden die Probandinnen heirateten, schon früher sehr spät zur Heirat kamen. Es hätte dies eine Möglichkeit in sich schließen können, die den Probanden sich einen seinem 26jährigen sozialen Standpunkt entsprechenden Partner hätte wählen lassen. Der Werkmeister nimmt mit 26 Jahren immer schon eine Sonderstellung in Richtung auf die Auslese unter seinen Arbeitskameraden ein. Zumeist aber war die Gattenwahl naturgemäß bereits weit früher getroffen. *Die Probanden gehören demnach einem Berufe an, der es ihnen erst in einem verhältnismäßig hohen Alter gestattet, eine eheliche Bindung einzugehen.*

Es ist ja nun, von den die Regel bestätigenden Ausnahmen abgesehen, in bezug auf die Begabung und Veranlagung so, daß die verantwortungsvollsten und am schwersten zu erlernenden Berufe auch die entsprechend längste Vorbereitungszeit zur vollen Ausfüllung dieses Berufes erfordern. *Es ist aus der Tatsache, daß die Werkmeister erst spät zur Heirat kommen, bereits die Wertigkeit der Berufstätigkeit auf einer gedachten Berufsskala aller Berufe abzulesen, wenn wir uns als Kriterium der Wertigkeit der Berufe untereinander vor Augen halten, daß der Ungelernte am frühesten heiraten kann, und derjenige mit der längsten Berufsvorbildung am spätesten zur Ehebildung kommt. In bezug auf den zahlenmäßigen Nachwuchs der Probanden wirkt es sich somit ungünstig aus, daß sie erst zu so später Zeit zur Eheschließung kommen.*

Als auf ein weiteres nachteiliges Moment für den Probandennachwuchs in qualitativer Hinsicht glaube ich hier bereits auf die Tatsache noch besonders hinweisen zu müssen, daß die meisten von ihnen bereits als pares inter pares Bindungen in bezug auf eine spätere Eheschließung eingehen, die ihrem eigenen, sich erst später auswirkenden Auslesegrad nicht genügend Rechnung tragen. Wir kommen auf diese Unterschiede bei der Besprechung der soziologischen und biologischen Struktur der Sippen der Probanden und der Sippen der Probandinnen in den Kapiteln über die Geschwisterschaften der Probanden und über die Geschwisterschaften der Probandinnen ausführlicher zurück.

Wir sahen, daß die Werkmeister, unsere Probanden, durchschnittlich mit 26 Jahren heirateten, und zwar durchschnittlich um 2 Jahre jüngere, 24jährige Frauen. Das eigentliche Einrücken unserer Probanden in den Kreis der Bewährten, der Werkmeister, geschieht mit Ausnahmen, worauf wir auf S. 47 des Probanden-Kapitels bereits hinwiesen, ungefähr mit 30 Jahren, also erst 4 Jahre nach ihrer schon sehr späten Eheschließung. *Mit dem Erklimmen der Stufe Werkmeister ist jedoch die weitere Ent-*

wicklungsmöglichkeit keineswegs abgeschlossen, sondern erst der mögliche Weg zum Oberwerkmeister, Abteilungsleiter, Betriebsleiter usw. angebahnt. Nehmen wir die staatlichen Betriebe zum Vergleiche heraus, an denen eine Werkmeisterprüfung gefordert wird, dann würde beispielsweise die Heiratszeit der Werkmeister dem entsprechen, wenn die Kandidaten der Medizin einige Jahre vor dem Staatsexamen heiraten würden.

Im Vorstehenden wollen wir einerseits herausstellen, daß unsere Probanden zu spät heiraten und andererseits betonen, daß sie mit Rücksicht auf ihren Nachwuchs im Vergleich zu ihrer endgültigen Herauskristallisierung schon auf dem Wege der Auslese eigentlich, was die späteren Möglichkeiten ihrer Heiratskreise betrifft, noch zu früh heiraten.

Niemand wird sich dem Gedanken verschließen wollen, daß sich auswirkende, biologisch-positive Erbwerte auch eine Hebung des sozialen Niveaus nach sich ziehen müssen, und somit beide, biologische und soziologische Gesichtspunkte für rassenhygienische Überlegungen in diesem Zusammenhang untrennbar miteinander verbunden sind.

5. *Berufe und wirtschaftliche Verhältnisse der Väter der Probandinnen.*

Einen Überblick über die *soziale Stellung* unserer Probandinnen vor der Eheschließung ergibt am besten die nach Berufswertigkeit aufgestellte Berufsübersicht der Väter der Probandinnen. Die Tabelle 23 ist entsprechend der Tabelle 12 des Probanden-Kapitels, die uns Aufschluß über die Berufe der Probanden-Väter gab, angelegt.

Wir haben die Berufstabelle der Probandinnen-Väter nach folgenden Gesichtspunkten geordnet: Zuerst stellten wir die handwerklichen Berufe zusammen und brachten an erster Stelle wieder die Metallbranche. Ebenso haben wir an den Anfang eines jeden Handwerks die Meister gesetzt. Die übrigen Berufe haben wir nach ihrer sozialen Einstufung grob so geordnet, daß wir, etwa bei dem Werkinspektor anfangend, beim Tagelöhner und ungelernten Arbeiter aufhören.

Wir fanden bei den Vätern der Probandinnen 46 Personen, die handwerkliche Berufe ausübten. *Von allen diesen handwerkliche Berufe ausübenden Vätern der Probandinnen waren jedoch nur 18 Meister. Bei den Vätern der Probanden, die handwerkliche Berufe ausübten, fanden wir 34 Meister unter 62 Handwerkern.* Wir finden demnach bei den Vätern der Probandinnen 16% weniger handwerkliche Berufe als bei den der Probanden. Noch stärker kommt die geringere handwerkliche Begabung der Väter der Probandinnen im Vergleich zu den Vätern der Probanden zutage, wenn wir das Verhältnis der Meister unter den handwerklichen Berufen der Väter der Probanden und der der Probandinnen betrachten. Wir finden bei den Vätern der Probandinnen fast nur halb soviel Meister, wie bei den der Probanden. Wenn wir die spezielle Beteiligung der Väter der Probanden und der Väter der Probandinnen am Metallhandwerk

Tabelle 23. Berufe der Väter der Probandinnen.

Nr.	Beruf	Anzahl	Summe	Nr.	Beruf	Anzahl	Summe
					Übertrag		46
1	Werkinspektor	1		33	Mühl- und Sägewerkbesitzer	1	
2	Maschinenschlosser	1		34	Postmeister	1	
3	Metallgießer	1		35	Bauer	9	
4	Büchsenmacher	1		36	Lokomotivführer	2	
5	Installateur	1		37	Polizeiwachtmeister	2	
6	Kesselschmied	1		38	Geschäftsinhaber	1	
7	Maschinist	1		39	Kaufmann	1	
8	Uhrmacher	1	8	40	Brauereiangestellter	1	
9	Maurermeister	1		41	Fuhrwerkunternehmer	1	
10	Maurerpolier	1		42	Rangiermeister	1	
11	Maurer	1		43	Stationsaufseher	1	
12	Malermeister	1		44	Gastwirt	3	
13	Maler	2		45	Geflügelhändler	1	
14	Schreinermeister	4		46	Kellner	1	
15	Kunstschreiner	1		47	Schiffsführer	1	
16	Schreiner	1		48	Briefträger	2	
17	Zimmermann	1		49	Vorarbeiter	1	
18	Schneidermeister	2		50	Rangierer	1	
19	Schneider	4		51	Heizer	1	
20	Hutmachermeister	1		52	Hausmeister	1	
21	Kürschner	1		53	Gütler	3	
22	Schuhmachermeister	1		54	Fuhrmann	2	38
23	Schuhmacher	4		55	Brauereiarbeiter	3	
24	Metzgermeister	2		56	Zementarbeiter	1	
25	Metzger	1		57	Kanalarbeiter	1	
26	Bäckermeister	1		58	Bauernknecht	1	
27	Müller	2		59	Hilfsarbeiter	1	
28	Spiegelglasschleifermeister	1		60	Tagelöhner	5	
29	Buchbindermeister	1		61	Ungelernt	4	16
30	Gärtnermeister	1					
31	Sudmeister	1					
32	Bader	2	38				
	Übertrag		46		Insgesamt		100

heranziehen, so finden wir, daß von 62 Handwerkern bei den Probanden-Eltern 18 dem Metallhandwerk angehörten, während von 46 Vätern der Probandinnen nur 8 dem Metallhandwerk zuzuzählen sind. Differenzieren wir dieses weiter, so finden wir, daß bei den Probanden-Vätern 11 von 18 Metallhandwerkern zugleich auch Meister in ihrem Fach sind. Bei den Vätern der Probandinnen ist jedoch von 8 Metallhandwerkern nur einer zugleich auch Meister. Am besten vergleicht man vorstehende Dinge in der Tabelle 12 des Probanden-Kapitels mit der Tabelle 23 dieses Kapitels.

Es sei hierzu erwähnt, daß auch die restlichen Berufe der Väter der Probandinnen in ihrer Gesamtheit ein geringeres Niveau aufweisen als die Berufe der Väter der Probanden. Auch die Zahl der ungelernten Arbeiter ist bei den Vätern der Probandinnen im Verhältnis zu den Vätern der Probanden um 6% erhöht (16 : 10). Weitere Einzelheiten hierzu ergeben sich am besten ebenfalls aus einem direkten Vergleich der Tabelle 23

Tabelle 24. Berufe der Väter der Zweitprobandinnen.

				Übertrag	8
1	Schlossermeister	1	8	Apotheker	1
2	Maurermeister	1	9	Hausbesitzer	1
3	Sattlermeister	1	10	Geflügelhändler	1
4	Gärtnermeister	1	11	Ökonom	2
5	Schreiner	2	12	Landwirt	3
6	Schuhmacher	1	13	Fabrikarbeiter	1
7	Metzger	1	14	Unbekannt	2
	Übertrag	8		Insgesamt	19

dieses Kapitels mit der Tabelle 12 (Berufe der Probanden-Väter) des Probanden-Kapitels S. 45. Wir erkennen bei diesem Vergleich ebenfalls, daß *die unteren Berufe bei den Vätern der Probandinnen stärker vertreten sind, während bei den Vätern der Probanden die gehobenen Berufe mehr hervortreten. Somit liegt die Wertigkeit der nichthandwerklichen Berufe der Väter der Probanden in ihrer Gesamtheit über dem Niveau der nichthandwerklichen Berufe der Väter der Probandinnen.* Obige Feststellungen stimmen mit folgenden Tatsachen überein. *52 (40) der Elternpaare der Probandinnen befanden sich in auskömmlichen, normalen wirtschaftlichen Verhältnissen. 15 (34) der Probandinnen-Eltern lebten in guten oder gehobeneren wirtschaftlichen Verhältnissen, 33 (26) in schlechten.* Die Zahlen in Klammern geben die Verhältnisse bei den Eltern der Probanden wieder. *Die wirtschaftliche Lage der Probandinnen-Eltern ist im Durchschnitt schlechter, als die wirtschaftliche Lage der Probanden-Eltern,* was besonders in dem mittleren Zahlenverhältnis 15 : 34 (in guten und gehobeneren wirtschaftlichen Verhältnissen) zum Ausdruck kommt.

Aus dem Vorhergesagten ist zugleich ersichtlich, daß mit der Heirat der Probandinnen mit unseren Probanden für sie in der Mehrzahl der Fälle zugleich ein sozialer Aufstieg verbunden sein mußte. Dieser war bei 72% von ihnen nachweisbar. 28% blieben in gleichbleibender, sozialer Stellung. Ein sozialer Abstieg fand bei keiner unserer Probandinnen statt. Sehr interessant und wertbar in diesem Falle ist ein Vergleich der wirtschaftlichen Verhältnisse der Eltern der Probandinnen und der Eltern der Zweitprobandinnen. 67% der Eltern der Zweitprobandinnen lebten in durchschnittlichen wirtschaftlichen Verhältnissen. Schlecht waren die wirtschaftlichen Verhältnisse der Eltern der Zweitprobandinnen in keinem Falle. 33% lebten in guten wirtschaftlichen Verhältnissen.

Die Erklärung hierfür liegt zweifellos darin, daß die in der Zeit zwischen der ersten und zweiten Eheschließung weiter gehobene soziale Stellung der Probanden diese veranlaßte, ihre Zweitwahl eben auch von diesem Gesichtspunkte, der gehobeneren sozialen Stellung aus, zu treffen, wobei für die Wahl der zweiten Ehefrau Kreise in Frage kamen, die zumindest nicht in schlechten wirtschaftlichen Verhältnissen lebten. Einen Rückschluß auf die sozialen Verhältnisse der Zweitprobandinnen lassen auch

Tabelle 25. Verteilung der Handwerker, Metallhandwerker und Meister auf die Väter der Probanden, der Probandinnen und der Zweitprobandinnen.

	Handwerker		Davon Meister		Metallhandwerker		Davon Meister	
P♂ E♂	B.-Z. 100	62 (62%)	B.-Z. 62	34 (54,83%)	B.-Z. 62	18 (29,03%)	B.-Z. 18	11 (61,11%)
P♀ E♂	B.-Z. 100	46 (46%)	B.-Z. 46	18 (39,13%)	B.-Z. 46	8 (17,39%)	B.-Z. 8	1 (12,5%)
P♀II—IV E♂	B.-Z. 19	8 (42,10%)	B.-Z. 8	4 (50%)	B.-Z. 8	1 (12,5%)	B.-Z. 1	1 (100%)

die Berufe ihrer Väter zu. Die Zusammenstellung der Berufe der Väter der Zweitprobandinnen zeigt die Tabelle 24, aus der wir gleichzeitig auch noch andere wesentliche Daten in vorher bereits genanntem Sinne ablesen können.

Wir finden bei insgesamt 19 Zweitprobandinnen-Vätern 8, die einen handwerklichen Beruf ausübten. Von diesen handwerklich tätigen 8 Zweitprobandinnen-Vätern war die Hälfte Meister. 5 Väter der Zweitprobandinnen waren Landwirte (keine Tagelöhner). 1 Zweitprobandinnen-Vater war Apotheker. Nur 1 Zweitprobandinnen-Vater zählt zu den Ungelernten. Von zwei Probandinnen-Vätern wurde seinerzeit der Beruf nicht festgestellt, weil die Probandinnen als deren Nachkommen keine Kinder in der Probandenehe hatten und somit ihre weiteren Familienverhältnisse außerhalb des uns gesteckten Rahmens lagen. Eine Zusammenfassung aller im Probanden- und Probandinnen-Kapitel gemachten Erfahrungen in Bezug auf die handwerklichen Berufe der Probanden- und der Probandinnen-Väter gibt die Tabelle 25.

Ein näheres Eingehen und Beschreiben der Tabelle 25 erübrigt sich nach dem Vorhergesagten. Es sei nur darauf hingewiesen, daß die höhere Beteiligung an der Meisterschaft bei den Zweitprobandinnen-Vätern im Gegensatz zu den Probandinnen-Vätern sich den bei den Probanden-Vätern beschriebenen Verhältnissen klar ersichtlich nähert. Im Vergleich zu unseren Probanden steht nun das für uns wichtigste Verhalten der Probandinnen in bezug auf *psychiatrische* und *neurologische Erkrankungen* im Vordergrunde für unsere späteren Betrachtungen. Die Tabelle 26 gibt uns eine Zusammenstellung der psychiatrischen Belastungen bei den Probandinnen und zugleich einen Vergleich mit denselben Belastungen, wie wir sie bei den Probanden fanden.

6. Psychiatrische und neurologische Erkrankungen und Besonderheiten bei den Probandinnen.

Wir sehen aus der Tabelle 26, daß auch bei den Probandinnen keine schwereren Belastungen psychiatrischer oder neurologischer Natur vorhanden sind. In Sonderheit finden wir auch bei ihnen keine Erkrankungen,

Tabelle 26. Psychiatrische und neurologische Erkrankungen der Probandinnen und der Probanden.

	Manisch-depressives Irresein		Schizophrenie		Epilepsie		Psychopathie	
P♂	96 : 0	—	100 : 0	—	100 : 0	—	100 : 0	—
P♀	86 : 0	—	98 : 0	—	100 : 0	—	100 : 0	—
	(86 : 0)	—	(98 : 0)	—	(100 : 0)	—	(100 : 0)	—
P♂ und P♀	182 : 0	—	188 : 0	—	200 : 0	—	200 : 0	—
	Asyl. Oligophrenie		Kriminelle		Lues cerebri		Multiple Sklerose	
P♂	100 : 0	—	100 : 1	1%	96 : 0	—	100 : 0	—
P♀	100 : 0	—	100 : 0	—	85 : 2	2,3%	95 : 0	—
	(100 : 0)	—	(100 : 0)	—	(85 : 2)	2,3%	(95 : 0)	—
P♂ und P♀	200 : 0	—	200 : 1	0,5%	181 : 2	1,1%	195 : 0	—

die unter das Sterilisationsgesetz fallen würden. Lediglich die postsyphilitischen Erkrankungen sind mit 2,3% vertreten. Zwei Probandinnen (85 : 2) = 2,3%) waren uns als Paralytikerinnen annonciert. Als solche gingen sie auch in unsere vorläufige Veröffentlichung ein. Unsere späteren eigenen Nachforschungen und Untersuchungen ergaben dann folgendes: Eine der Probandinnen war bei Beginn der Untersuchungen bereits verstorben. Eine sichere Abgrenzung differenzialdiagnostischer Art zwischen Paralyse und Lues cerebri hatte seinerzeit nicht stattgefunden. Serologische Untersuchungen waren ebenfalls nicht gemacht worden, da die Probandin in moribundem Zustande zur Aufnahme kam. Die zweite Probandin entfernte sich gegen ärztlichen Rat, allerdings anscheinend im Einverständnis mit ihren Angehörigen, vorzeitig aus der Klinik, wohin sie ihre Angehörigen zwecks Durchführung einer Malariakur wegen progressiver Paralyse hatten bringen lassen. Die derzeitige vorläufige klinische Diagnose hatte Lues cerebri gelautet. Auch unsere eigenen Untersuchungen sprachen für die letztgenannte. Die Probandin entzog sich dann auch unserer weiteren Beobachtung und Erfassung.

Wir halten es aus diesem Grunde für angebracht, an dieser Stelle auf eine hier nötige Veränderung in unserer früheren und jetzigen Veröffentlichung hinzuweisen. Wir ändern aus diesem Grunde die Überschrift in der Tabelle 26 dieses Kapitels „Paralyse“ (Spalte 7) in „Lues cerebri“. Da es sich in beiden Fällen um eine, auf die gleiche ursächliche Schädigung zurückgehende, exogene Noxe handelt und nicht um eine endogene Erkrankung, trägt diese Berichtigung der derzeitigen vorläufigen Ergebnisse lediglich formalen Charakter.

Wir möchten bei dieser Gelegenheit jedoch darauf hinweisen, daß wir auch in anderen Fällen und auch bei Erbkrankheiten häufiger gezwungen waren, frühere und anderen Ortes gestellte Diagnosen zu berichtigen, da auf Grund unserer eigenen Untersuchungen, auch an den Sippenangehörigen, frühere und ältere Krankengeschichten und Arztberichte überholt wurden. Als Beispiel sei folgender Fall erwähnt: Ein ebenfalls in diesem Kapitel erwähnter und bereits vor Beginn unserer Untersuchungen (1935) verstorbener Onkel einer Probandin war uns als Manisch-depressiver annonciert. Die daraufhin angeforderte Krankengeschichte bestätigte diese Diagnose scheinbar. Auf Grund unserer Sippenuntersuchungen und weiterer Nachforschungen kamen uns jedoch Zweifel an ihrer Richtigkeit. Der in Frage kommende Patient war mehrere Jahre in Anstaltsbehandlung gewesen. Diagnose: Manisch-depressives Irresein. Wir ließen uns nun zusätzlich noch das Sektionsprotokoll kommen und gingen mit kritischen Augen die derzeitige Krankengeschichte durch. Es stellte sich nun heraus, daß es sich bei dem Patienten um arteriosklerotische Veränderungen des Gehirns gehandelt hat. Die psychischen Veränderungen waren ebenfalls erst nach dem 70. Lebensjahr aufgetreten. Die Diagnose wurde daraufhin in dem Sinne geändert, daß die psychischen Veränderungen als Symptom einer Dementia senilis bei Arteriosclerosis cerebri gewertet werden. Vgl. Kasuistik P♀ 35/74.

Es ist aus vorstehendem ersichtlich und kann mit Beispielen beliebig weiter belegt werden, wie wichtig eigene persönliche Nachforschungen und Untersuchungen gerade auch bei genealogischen Forschungen sind, und wie auch die Klinik mit genealogischen Methoden ihre Diagnosen schärfen kann. *Kriminelle*, die wir zu 1% bei den Probanden fanden, fallen bei den Probandinnen ganz fort. In der weiblichen Durchschnittsbevölkerung finden wir als Vergleich hierzu einen Prozentsatz von 1—2% Kriminellen. In der Tabelle 26 finden wir in der oberen Spalte die Probanden, darunter die Probandinnen angeführt. Die dritte Spalte (eingeklammerte Zahlen) zeigt die Ergebnisse der ersten Veröffentlichung[1]. In der letzten Spalte sind männliche und weibliche Probanden zusammengefaßt.

Es liegt wie gesagt auf der Hand, daß wir zu Anfang bei unserem Material, d. h. bei den Probanden und bei den Probandinnen, auf wenig schwere psychiatrische Erkrankungen und Belastungen stoßen werden. Dasselbe gilt für die schweren neurologischen Erkrankungen. Wir konnten deshalb auch der biologischen Struktur unserer Probanden und Probandinnen-Sippen auf den vorherigen Seiten einige eingehendere soziologische Betrachtungen hinzufügen, weil wir so einen noch breiteren und festeren Unterbau für die Beurteilung der Kinder aus unseren Probanden-Ehen bekommen. Die Schwierigkeit der Bearbeitung jedoch blieb sich sowohl bei den Probanden, als auch bei den Probandinnen immer gleich, ob nun eine ausgesprochene eigene psychiatrische Belastung vorlag oder nicht. Es ist ja eher so, wie auch schon früher angedeutet, daß es oft leichter ist, eine bestehende Geisteskrankheit festzustellen oder in ihrer Anlage zu vermuten, als ihr Bestehen oder das Bestehen der Anlage zu ihr mit einer gewissen Wahrscheinlichkeit auszuschließen. Ganz besonders jedoch gilt

[1] Aus Untersuchungen in einer gehobenen Durchschnittsbevölkerung: Krankheits- und Begabungsprognose für die Kinder einer Bevölkerungsauslese. Z. Neur. 165 (1939).

dieses für das Festhalten aller weniger ins Auge springender Merkmale und Auffälligkeiten, deren Auffinden und Festhalten wir uns ja zugleich auch zur besonderen Aufgabe gemacht haben, zumal lediglich das Feststellen des Nichtvorkommens von schweren psychiatrischen Erkrankungen bei unseren Probanden und Probandinnen auch durch einfachere Methoden zu bewerkstelligen gewesen wäre. Es erübrigt sich, hierauf weiter einzugehen.

Wenn wir nun auch in der Gesamtheit innerhalb der einzelnen Kapitel eine gewisse, wiederkehrende Ordnung, die wir uns vorher geschaffen haben, des Überblicks wegen und um Vergleiche zu ermöglichen und zu erleichtern, innehalten, so erfordert doch der Stoff als solcher auch ein lebendiges Anpassen an die Erfordernisse der jeweiligen Kapitel. Wir hoffen, daß wir so im Interesse des Lesers und des Stoffes den rechten Weg zwischen starrer Ordnung und lebendiger Anpassung finden werden, indem wir bereits Behandeltes nur andeuten und darauf verweisen und dafür neuen Gesichtspunkten mehr Raum geben. In diesem Kapitel käme hierfür dann später auch ein besonderes Eingehen auf die gynäkologischen Erkrankungen und Gestationsvorgänge in Frage. Jedoch wenden wir uns vorerst wieder unseren psychiatrischen Überlegungen zu.

Die Einstellung zu ihrer Körpersphäre und zu ihren Erkrankungen war bei 86 Probandinnen normal. 14% mußten als körperängstlich bezeichnet werden. Neigungen zu übertriebenen Reaktionen oder zu ausgesprochenen Krankheitseinbildungen bestanden nicht. Daß wir immerhin fast doppelt soviel Körperängstliche bei den Probandinnen finden als bei den Probanden, ist zum Teil in der größeren Labilität der weiblichen Psyche überhaupt bedingt. Wir kommen weiter unten auf diese Dinge zurück. Bei den Zweitprobandinnen liegen die Verhältnisse fast genau so. Wir fanden 83% körpernatürliche und 17% körperängstliche Zweitprobandinnen. Neigungen zu übertriebenen Reaktionen oder Krankheitseinbildungen bestanden auch bei den Zweitprobandinnen nicht.

Bettnässer waren bei unseren Probandinnen einschließlich der Zweitprobandinnen überhaupt nicht vorhanden. *Nachtwandeln* fand sich bei einer Probandin (P♀ 88/215).

Delirante Zustände, nach denen wir im Interesse von Arbeiten, die zur Zeit über symptomatische Psychosen an unserem Institut angestellt werden *(Formanek)*, ebenfalls besonders forschten, fanden sich nur in einem Falle. Es war dieses bei der Probanden-Frau Akt 3/11. Die Probandin hatte gelegentlich einer doppelseitigen hochfieberhaften Nierenbeckenentzündung delirante Fieberzeiten. Sie war vorher und nachher absolut frei von irgendwelchen psychischen Besonderheiten. In ihrer weiteren Verwandtschaft tauchte eine Psychose in Form einer Schizophrenie auf (Akt 3/11 Probanden-Frau-Geschwister zwei). Über delirante Zustandsbilder, in Sonderheit über die Entstehung des Pneumonie-Delirs, berichtet ferner *F. Curtius* und *M. Wallenberg*.

Wir haben bei der Ausarbeitung der bei den Probandinnen gefundenen Ergebnisse, ähnlich wie bei den Probanden auch, die psychiatrisch-neurologischen Erscheinungen an der Peripherie mitzuerfassen uns bemüht. Wir wollen nun in diesem Kapitel gerade auch unter Berücksichtigung früherer Ergebnisse und Hinweise von diesen Erscheinungen am Rande psychiatrischen und neurologischen Geschehens aus in die Materie eindringen. Wir sahen früher bereits Ausgangspunkte wie: „Auffälligkeiten im Eheleben", wie es *J. Lange* auch für seinen Psychopathiebegriff als „Versagen in der Ehe" herausstellte. Wir gingen auch von dem Begriff der „Körperängstlichkeit" aus, um zu Auffälligkeiten zu gelangen, oder von „Bettnässern", „Linkshändern" usw. Eine schematische Wiederholung dieses Vorgehens würde ermüden und weder uns noch dem programmatischen Charakter dieser Arbeit entsprechen.

In Parallele zu dem Probanden-Kapitel müßten wir uns nun im Anschluß an die psychiatrischen Erbkrankheiten mit den „weiteren Auffälligkeiten von psychiatrischem und neurologischem Interesse" an dieser Stelle befassen. Wir wollen das hier einmal nach folgenden Erwägungen tun: Bei der Ausarbeitung dieses Kapitels fiel uns die besonders hoch anmutende Anzahl der „Probandinnen mit nervösen Beschwerden" auf. Die Beschwerden traten bei den Probandinnen auf als: „Gefühl innerer Schwäche", „Unruhe", „Angstgefühle", „Beklemmungsgefühle" usw. Diese Beschwerden finden wir in unserem im ersten Teil dieser Arbeit angeführten Fragebogen mit in der Rubrik VII (Psychische und nervöse Krankheiten und Störungen oder abnorme Zustände) unter 1 besonders herausgehoben.

Indem wir nun alle diese unter 1 in der Rubrik VII unseres Fragebogens vermerkten Personen herauszogen, bemerkten wir, daß wir dadurch bereits auch den größten Teil unserer psychisch auffälligen Personen und Charaktere mit erfaßt hatten. Bei der Fülle der anfallenden „nervösen Erscheinungen und Störungen" bei unseren Probandinnen war es jedoch nötig, eine Einteilung dieser Beschwerden vorzunehmen. Aus Gründen der Übersichtlichkeit bringen wir diese Einteilung vor der Besprechung der einzelnen nervösen Erscheinungen und Störungen. Es sei hier ausdrücklich darauf hingewiesen, daß es sich um eine Einteilung des uns vorliegenden Materials ausschließlich von den bereits erwähnten Gesichtspunkten aus handelt. Sie kann und will daher auch keinerlei Anspruch auf Vollständigkeit in der Erfassung etwa aller sonstigen Möglichkeiten und Beziehungen erheben. Desgleichen ist ihr Aufbau mehr oder weniger willkürlich nach ebenfalls bereits angedeuteten Gesichtspunkten gestaltet. Auch hierauf möchten wir hingewiesen haben. Jeder andere Bearbeiter kann und wird andere Möglichkeiten je nach Lage des Materials zu finden wissen. Unsere Einteilung sei somit nur ein Beispiel. Es ist selbstverständlich, daß wir die „nervösen Erscheinungen" auch bei den Probanden in völlig gleicher Weise auswerteten. Wir wollen hier lediglich demonstieren, wie wir von allen möglichen Hinweisen vom Rande aus schließlich zu den auf S. 94 umrissenen Diagnosen kommen.

Einteilung der nervösen Beschwerden und ihre Beziehungen zu anderen Erkrankungen.

I. Leichtere nervöse Störungen ohne wesentlichen psychischen oder organischen Befund.

II. Nervöse Störungen mit geringen objektiven und meßbaren Symptomen.

III. Nervöse Beschwerden mit periodischen Schwankungen.
  1. Menses.
  2. Witterungseinflüsse (Föhn usw.).
  3. Intervallmäßig verstärkte nervöse Beschwerden durch Menses mit anderen Befunden.

IV. Nervöse Beschwerden mit dem Dauerzustand der Körperängstlichkeit.
  1. Allgemeine nervöse Beschwerden und Körperängstlichkeit.
  2. Nervöse Beschwerden mit Begründung und Körperängstlichkeit.
  3. Nervöse Erscheinungen, Körperängstlichkeit und psychische Auffälligkeiten.
  4. Nervöse Erscheinungen und Körperängstlichkeit bei organischen Erkrankungen.

V. Nervöse Erscheinungen und andere Erkrankungen (ohne den Dauerzustand der Körperängstlichkeit).
  1. Nervöse Erscheinungen bei Erkrankungen ohne direkten Zusammenhang mit dem Nervensystem.
  2. Nervöse Erscheinungen bei Erkrankungen des Herzens.
     a) Herzneurose.
     b) Organische Herzkrankheiten.
  3. Nervöse Erscheinungen bei Erkrankungen der Drüsen mit innerer Sekretion (Thyreoidea).
     a) B-Typ.
     b) Morbus Basedow.
     c) Kropf.
  4. Nervöse Erscheinungen und Stoffwechselkrankheiten.
  5. Nervöse Erscheinungen bei allergischen Erkrankungen.
  6. Nervöse Erscheinungen bei Erkrankungen des extrapyramidalen Systems.
  7. Nervöse Erscheinungen bei Erkrankungen des Gehirns.
     a) Infektionskrankheiten.
     b) Abnutzungskrankheiten.
     c) Neubildungen.

VI. Nervöse Erscheinungen und Auffälligkeiten von ausgesprochen psychiatrischem Interesse.

Ausführung.

I. *Leichtere Störungen ohne wesentlichen psychischen und organischen Befund* fanden wir bei 7 Probandinnen. 3 von diesen zeigten außer ganz unbestimmten allgemeinen Beschwerden „nervöser Art“ keinen Befund, auch wußten sie keinen Grund für ihre geringen allgemein nervösen Beschwerden. Eine Belastung ihrer Sippen, die ihr leicht nervöses Eigenbild verständlich machen könnte, fand sich ebenfalls nicht. (P♀ 67/149, 68/155, 81/201). Dasselbe war bei zwei weiteren Probandinnen der Fall. Diese hatten lediglich einen plausiblen Grund für ihre nervösen Beschwerden. Sie führten sie zurück auf:

P♀ 2/7: Anstrengende Tätigkeit als Schneiderin. P♀ 11/27: Anstrengenden Postdienst (Telephon- und Telegraphendienst). Die beiden Eltern der Letztgenannten waren an Tuberkulose gestorben.

Im übrigen fanden sich bei allen bisher genannten Probandinnen keine erblichen Belastungen in ihren Sippen. Bei einer weiteren Probandin mit nervösen Störungen ohne objektiven Befund wurden die ehelichen Verhältnisse als Ursache beschuldigt.

P♀ 26/56: Ehescheidung durch Verschulden des Mannes. Eine Schwester der Probandin war ein B-Typ [1].

Bei einer anderen Probandin fand sich folgendes:

P♀ 56/125 ohne eigenen Befund und Grund für ihre nervösen Beschwerden. In der Verwandtschaft väterlicherseits eine schwachsinnige Tante, die zugleich einen Hydrocephalus hat. Die Probandin hatte außerdem ein illegitimes Kind, welches an Gehirnhautentzündung 1jährig gestorben ist.

II. Diesen vorgenannten nervösen Störungen ohne organischen Befund, jedoch teilweise motiviert, schließen sich in unserem Falle die *nervösen Störungen mit geringen objektiven und meßbaren Symptomen* an. Wir fanden 2 Probandinnen, die über die gleichen unbestimmten Beschwerden wie vorgenannt, Unruhe, schlechter Schlaf usw., klagten und die zu ihren allgemein nervösen Beschwerden einen ausgesprochenen *Vasomotorismus* hatten.

P♀ 1/2, selbst keinen weiteren objektiven Befund, eine Schwester Kropf, in der Descendenz der Geschwister Tuberkulose, Spondylitis deformans, Bettnässen, Schizophrenie.

P♀ 89/217: Bei ihr bestand außerdem der Zustand der Körperängstlichkeit (vgl. S. 91 und Kasuistik).

III. *Nervöse Beschwerden* allgemeiner Art wie vorhin geschildert mit *periodischen Schwankungen* fanden wir bei 10 Probandinnen.

a) Allen war gemeinsam, daß sich im Zusammenhang mit den *Menses* bei ihnen eine periodische Verstärkung ihrer allgemeinen Beschwerden bis zu starken Unlustgefühlen, starker Reizbarkeit, Leistungsunfähigkeit, Angstgefühl usw. einstellte. Es erübrigt sich in diesem Rahmen auf die Art der einzelnen Beschwerden näher einzugehen. Die Hälfte dieser Probandinnen (5) (P♀ 9/25, 19/39, 58/133, 70/161 und 87/212a) zeigten selber sonst keine weiteren Besonderheiten zu ihren allgemeinen nervösen Beschwerden mit den durch die Menses ausgelösten Exacerbationen. Ihre Sippen jedoch verhielten sich verschieden. Bei den Probandinnen

[1] B-Typ gleich rudimentäre Form des Morbus Basedow. Im Vordergrunde stehen subjektive Beschwerden. Herzklopfen, starke nervöse Erregbarkeit. Ferner Abmagerung. Neigung zu Schweißen, abnorme Ermüdbarkeit. Schilddrüse wenig oder überhaupt nicht vergrößert. Exophthalmus fehlt, jedoch oft der eigentümliche feuchte Glanz der Augen als charakteristisches thyreotoxisches Symptom. Auch feinschlägiger Tremor.

58/133 und 70/161 zeigten die Sippen keine weiteren Besonderheiten. Bei den Sippen von 3 Probandinnen zeigten sich nachstehende Besonderheiten.

P♀ 9/25: Geschwister: Ischias, Kropf (4), Nachtwandeln, Bettnässen,Suicid. Descendenz der Geschwister: Kropf, Bettnässen (4), Suicid, Krimen, Schizophrenie. Probandin-Kinder: Kropf. Probandin-Kindes-Kinder: Stottern. P♀ 19/39: Probandin-Onkel väterlicherseits Klumpfüße. Probandin-Tante mütterlicherseits Kropf. Probandin-Geschwister: Kropf. Geschwister-Deszendenz: Psychopathie, Epilepsie. Probandin-Kinder o. B. P♀ 87/212a: Ein Bruder der Probandin endete durch Suicid. In der Descendenz der Probandin: Bettnässen, Chorea.

b) Bei 3 Probandinnen traten zu den *nervösen Beschwerden mit periodischen Verstärkungen durch die Menses* ebenfalls *intervallmäßig ausgelöste Exacerbationen durch Witterungseinflüsse* auf. Alle 3 waren ausgesprochen wetterempfindlich. Besonders Wetterstürze, wie sie lokal als *Föhn* auftreten, wurden als sehr beeinflussend und störend für das Allgemeinbefinden empfunden, dem allgemein sichtlichen Eintreten des Wettersturzes eilte der Beginn ihrer Beschwerden bereits voraus, wobei das Zusammentreffen von Menses und Föhn als besonders unerträglich geschildert wurde.

P♀ 3/11: Eine offene, sehr sensible, schwärmerisch und träumerisch veranlagte Persönlichkeit. Leicht melancholisch, an allem sehr interessiert, vorwärtsstrebend, möchte höher hinaus als sie kann, Idealist, in der Schule gut gelernt, tüchtige Hausfrau, tizianrot, Typus asthenicus. Sie selber zeigt außer den geschilderten, keine sonstigen Auffälligkeiten. Ihr Gesamthabitus veranlaßte uns jedoch, unsere Nachforschungen nach einer Schwester von ihr, die sich dauernd der Fühlungsnahme mit uns entzog (über 20 Besuche usw.), besonders zu intensivieren. Es stellte sich dann heraus, daß diese Schwester von ihr, wovon die Probandin tatsächlich nichts wußte, eine Schizophrenie hatte. In der Descendenz der Geschwister der Probandin fand sich außerdem eine Mißbildung (einseitige Nierenanlage). P♀ 20/42: „Labile Asthenikerin" (Mutter eines Schizophrenen). Wir finden die Probandin im kasuistischen Teil eingehend beschrieben, desgleichen kommen wir auf sie bei der Zusammenfassung der hier gefundenen psychisch Auffälligen wieder zurück. Bei der P♀ 88/215 (Typus asthenicus) finden wir außer den durch Mens. und Föhn gesteigerten unbestimmten nervösen Beschwerden noch Nachtwandeln. Ein Sohn dieser Probandin ist Bettnässer und Nachtwandler.

c) *Intervallmäßig verstärkte nervöse Beschwerden durch Menses mit anderen Befunden.* fanden wir bei 2 Probandinnen (46/98 und 75/180).

P♀ 46/98 zeigte als sonstigen Befund: Körperängstlichkeit, Kropf, starke Beschwerden in der Menopause, überhaupt starke Beeinflussung durch Gestationsvorgänge, charakterliche Auffälligkeiten. Wir finden die Probandin als somatolabile Asthenikerin mit psycholabiler Färbung in der Zusammenfassung der psychisch Auffälligen und im kasuistischen Teil zugleich mit ihrer Sippe eingehend beschrieben, wieder. Ein Sohn von ihr ist Bettnässser, es besteht eine starke tuberkulöse Sippenbelastung. P♀ 75/180 hat gleichzeitig eine Arteriosclerosis cerebri. Wir finden sie dort und im kasuistischen Teil mit ihrer Sippe weiter beschrieben.

Wir sehen bereits, wie sich in den immer enger werdenden Maschen des Netzes der „allgemein nervösen Beschwerden", von mehr oder weniger greifbaren Fäden ausgehend, hier und dort und immer mehr psychiatrisch-neurologische Tatsachen finden, die uns vom Rande her an die großen psychiatrischen Formenkreise und schwereren neurologischen Erkrankungen heranführen. Desgleichen sahen wir bereits, wie uns mehr oder weniger deutliche Hinweise an der Probandin selbst auch auf die Belastungen in ihrer Sippe durch dieses Vorgehen gegeben wurden.

Als Nächstes tritt nun in unserem Falle in das anfangs Unbestimmte, Periodische, Schwankende der nervösen Beschwerden eine konstante Größe zu dem Begriff der nervösen Beschwerden hinzu, die damit die folgenden Ausführungen von dem vorherigen deutlich abhebt.

IV. Zu den *nervösen Beschwerden* mit oder ohne ersichtlichen Grund mit oder ohne intervallmäßige Exacerbationen gesellt sich eine *anhaltende Körperängstlichkeit.* Auf den Begriff Körperängstlichkeit sind wir bereits im Probanden-Kapitel gestoßen. Dieser Dauerzustand der Körperängstlichkeit, der vielleicht schon in früher Jugend bestand, oder ab irgendwann im Leben der Probandinnen auftrat, bestand bei 14 Probandinnen. Auch hier wieder können wir die nervösen Beschwerden mit einem zwar jeweils mehr oder weniger zutage tretenden jedoch immer bestehenden Dauerzustand unterteilen.

1. *Nervöse Beschwerden und Körperängstlichkeit ohne weitere Begründung und Besonderheiten bei den Probandinnen selbst*, fanden wir bei 2 Probandinnen.

P♀ 16/36 zeigte auch in ihrer Sippe keine Auffälligkeiten. Sie selber war illegitim geboren. P♀ 44/95 zeigte selber keinen weiteren Befund. Ihre Sippe, Vater: Alkoholiker, Gicht. Probandin-Mutter: Krampfadern, Ulcus cruris, starb an Nierenkrankheit, 10 Geschwister klein gestorben. 2 davon an Tuberkulose. Bei den Probandin-Geschwistern fanden wir weiter Kropf, Diabetes, Ischias, Tuberkulose, illegitime Kinder (4). Bei den Probandin-Kindes-Kindern Tuberkulose und Ehescheidung. Probandin-Kinder o. B.

Diese vorgenannten Probandinnen würden, die Körperängstlichkeit hinzugerechnet, etwa den unter I. zuerst genannten entsprechen.

2. *Nervöse Beschwerden mit Begründung und Körperängstlichkeit* zeigten ohne wesentliche eigene Erkrankungen oder Sippenbelastungen einschlägiger Art 2 Probandinnen.

P♀ 66/143: Ihr Sohn starb plötzlich und unerwartet innerhalb weniger Stunden 12jährig (Herzlähmung). Diesen Todesfall ihres Sohnes, an dem sie mit außerordentlicher Liebe hing, hat sie nie überwunden. Seitdem nervös und körperängstlich. Sie selber in der Jugend Chlorose. In der Geschwisterschaft findet sich Tuberkulose. P♀ 73/173: Lebt vom Mann getrennt, sehr schwere Ehe, vergleiche Proband 73/173, „auffälliger Charakter“ — „Sonderling“ — „Bücherwurm“ (vgl. Kasuistik). Die Probandin bietet, ebenso wie ihre Sippe, weiter keine Besonderheiten.

3. Bei 4 Probandinnen mit *nervösen Erscheinungen und Körperängstlichkeit* zeigten sich außerdem *psychische Auffälligkeiten.*

P♀ 46/98: Kropf, Mens., Gestation, Charakter, „somatolabile Asthenikerin mit psycholabiler Färbung“. Starke Tuberkulose-Sippenbelastung (siehe auch unter III., VI. und im kasuistischen Teil). P♀ 57/126: Sehr schwere Kindheit, viel krank als Kind, sehr viel Arbeit, immer, schon als Kind, für die Familie gesorgt. Vater Trinker (Bier, Schnaps), hat alles vertrunken. Diese schwere Jugend unter Alkoholabusus ihres Vaters hat ihr und ihrer Mutter Leben so beschattet, „daß sie oft aus den Depressionen gar nicht herausgekommen sind". Lebensüberdrüssigkeit. Jedoch verbot die Sorge für die Familie eine ernsthafte Diskussion dieser Frage. Mittlere Begabung, fleißig, ehrlich, tüchtig, jetzt o. B. P♀ 64/141: „Asthenikerin", „Nervenzusammenbruch". Sippe: Geringes Begabungsniveau (vgl. Kasuistik). P♀ 89/217: Wir haben die Probandin bereits bei den vasomotorischen Erscheinungen erwähnt. Wir finden sie außerdem wieder unter den Auffälligen. „Zwangsvorstellungen" (vgl. Kasuistik).

4. Die restlichen 6 Probandinnen mit *nervösen Erscheinungen und Körperängstlichkeit* zeigen außerdem noch mehr oder weniger schwere *organische Erkrankungen,* die zum Teil in direktem Zusammenhang mit den nervösen Beschwerden stehen.

P♀ 36/75: Kropf (s. S. 92). P♀ 47/99: *Diabetes,* Verdauungsstörungen, Nierensteine. Interessiert sich für Astrologie und Naturheilkunde, psychisch o. B. Vater soll am Tage über 20 Liter Bier getrunken haben. Metzger. Starb an Magencarcinom. Mutter: Diabetes. Nierenschrumpfung. Todesursache Schlaganfall. Geschwister: Alle sehr stark, Kropf. Im übrigen o. B. P♀ 48/100: *Kropf.* Seitenverwandtschaft der Probandin o. B., ein Sohn hat einen Wolfsrachen und eine Hasenscharte. Weiteres siehe S. 92. P♀ 49/107: *Lues cerebri,* Apoplexien, Hypertension, Lähmungen (vgl. Kasuistik). P♀ 55/122: *Vitium cordis.* Die Probandin ist bereits 1920 verstorben. Aus über sie bestehenden Aufzeichnungen geht hervor: Herzschlag, Wassersucht, Nierenleiden, war immer leidend, aber standhaft. Der Vater starb an Lungentuberkulose, sonst in der Sippe kein Befund. P♀ 65/142: *Arteriosclerosis cerebri,* siehe dort und im kasuistischen Teil.

V. Als fünfte Unterteilungsmöglichkeit zeigten sich die schon unter früheren und besonders unter IV. erwähnten *organischen Erkrankungen bei nervösen Beschwerden.* Ausgesprochene Körperängstlichkeit fällt bei der Gruppe V fort. Deshalb mußten wir unter IV. bereits einige organische Erkrankungen mit gleichzeitig gezeigter Körperängstlichkeit vorwegnehmen, die wir jedoch hier der Vollständigkeit wegen mit jeweiligem Hinweis mit anführen.

1. *Nervöse Erscheinungen bei Erkrankungen ohne direkten Zusammenhang mit dem Nervensystem* zeigten 2 Probandinnen.

P♀ 13/31: Mutter Tagelöhnerin, Vater unbekannt. Probandin selber Uterus-Carcinom, Anus. praeternaturalis, psychisch sonst o. B. Die Probandin war vor der Erkrankung unauffällig. P♀ 83/204: Vater an Herzkrankheit, Mutter an Magencarcinom gestorben. 2 Geschwister als Kleinkind gestorben. Kinder o. B. Probandin ebenfalls o. B. bis zu ihren häufigen Erkrankungen: Scharlach, Masern, Keuchhusten, Diphtherie, viel Halsentzündungen, Rippenfellentzündung, Wanderniere, Gelenkrheumatismus, Lungenfürsorge (ohne positiven Befund), Schwangerschaftserbrechen, alle Schwangerschaften haben sie sehr angestrengt und entkräftet, *Varicen.* Letztere bereiten ihr die meisten Sorgen. Sehr schreckhaft, psychisch sonst o. B.

Daß es bei vorstehenden Erkrankungen, Carcinom und Varicen — der Name Krampfadern bezeichnet die Art der Schmerzen, die letztere Erkrankung auszulösen vermag — zu gesteigerten nervösen Erscheinungen kommen kann, bedarf keiner weiteren Worte.

2. Bei 4 Probandinnen fanden wir *nervöse Erscheinungen bei gleichzeitiger Erkrankung des Herzens.* Siehe auch dort. Das Hierhergehörige sei kurz gesagt:

a) *Herzneurose.* P♀ 14/32: Als Kind Masern, Variola, Keuchhusten, später Unterleibsoperationen wegen Verwachsungen, Blinddarmoperation, 4mal Bauchfellentzündung, Venenentzündung, Kürette nach Partus, angeblich keine Infectio ven., Sippe gute Begabungsverhältnisse, psychisch o. B.

b) *Organische Erkrankungen des Herzens.* 2 Probandinnen waren bereits gestorben. Bei beiden als Todesursache Herzleiden und Wassersucht angegeben (P♀ 23/47 und 55/122). Sie sollen beide sonst keine psychischen Auffälligkeiten gezeigt haben.

P♀ 55/122 wurde bereits unter IV. erwähnt. Die Aszendenz der Probandin, soweit feststellbar, o. B. Desgleichen die Geschwister. Allerdings treten bei den Nachkommen einer Schwester, deren Mann Alkoholiker und kriminell war, Tuberkulose, Bettnässen, Krimen und Schizophrenie auf.

P♀ 95/240 lebte zur Zeit der Untersuchung noch. Sie hat einen Herzklappenschaden und leidet hauptsächlich an Beklemmungsgefühlen. Sie hatte einen Gelenkrheumatismus, als Kind Masern, Keuchhusten und Lungenentzündung. 4 normale Geburten, Menses usw. o. B. Der Vater starb an Magencarcinom, die Mutter war ebenfalls herzleidend, ein Bruder endete durch Suicid, die übrige Familie o. B.

3. *Nervöse Erscheinungen bei Erkrankungen der Drüsen mit innerer Sekretion* fanden wir bei 8 Probandinnen. Bei allen 8 handelt es sich um Erkrankungen der Thyreoidea:

a) 2 Probandinnen zeigten die Symptome, wie wir sie bei den sogenannten B-Typen zu finden gewohnt sind. Es waren dies die Probandinnen 31/66 und 46/98.

P♀ 31/66 zeigte sonst keine Besonderheiten psychischer Art. Sie hatte eine Zangengeburt, eine Schwester Tuberkulose. P♀ 46/98 (unter IV bereits erwähnt). „Somatolabile Asthenikerin mit psycholabiler Färbung". Starke Tuberkulose-Sippenbelastung (vgl. Kasuistik).

Daß ein Teil der Basedowfälle mit Lungentuberkulose kompliziert ist, ist bekannt.

b) 1 Probandin hatte einen Morbus Basedow.

P♀ 24/49: Sie ist psychisch sonst völlig o. B. Beschwerden von ihrer Erkrankung stärkerer Art hat sie erst seit der Menopause. Vater Prostatahypertrophie, starb an einem Blasenleiden. Die Mutter Paralysis agitans, Ischias, 1 uneheliches Kind. Dieses starb klein.

c) 5 Probandinnen hatten einen Kropf.

P♀ 18/38: Nabelbruch. Interesse an Astronomie, psychisch völlig o. B., 6 Geschwister klein gestorben, 1 Bruder und Eltern psychisch und sonst o. B. P♀ 36/75: 24jährig Nephritis, sonst o. B. Eltern an Alterskrankheiten gestorben, Mutter 2 uneheliche Kinder. 3 Geschwister klein gestorben. 1 Bruder, der vorehelich geboren, Hilfsarbeiter, geschieden, Kyphoskoliose, mäßige Begabung. 1 Schwester Hilfsarbeiterin, Gelenkrheumatismus, Kropf, deren Ehemann starb an Tuberkulose. Trinker. Unter den Nachkommen dieser Schwester findet sich ein Krimineller mit 4 illegitimen Kindern. Unter den Nachkommen der illegitimen Kinder der Probandin-Mutter gehäuftes Auftreten von Bettnässen. Probandin-Kind o. B. P♀ 48/100: Seitenverwandtschaft der Probandin in der Aszendenz und Deszendenz o. B. 1 Sohn hat einen Wolfsrachen und eine Hasenscharte. P♀ 80/200: Probandin-Eltern an Magencarcinom und Lungenentzündung gestorben. Probandin hat 12 Geschwister. 1 davon einen Kropf. 3 Geschwister Lungentuberkulose. 1 Bruder 15jährig gestorben, er soll geistesbeschränkt gewesen sein. Unter den Nachkommen der Geschwister findet sich 1 Suicid. Probandin-Kinder o. B. P♀ 98/255: Kropfoperation, Uterusexstirpation, 9 Schwangerschaften, Placenta praevia. Übrige Verwandtschaft ohne einschlägige Erkrankungen und psychische Besonderheiten.

4. *Nervöse Erscheinungen bei Stoffwechselerkrankungen* fanden wir bei 3 Probandinnen. Alle 3 hatten einen Diabetes mellitus.

P♀ 8/23: Diabetes, sonst nie ernstlich krank. Neigung zu Kopfschmerzen, zurückhaltend, tüchtige Hausfrau, psychisch o. B. Sippe: *Vater Diabetes*, starb nach Apoplexie, Mutter Lebercarcinom, starb ebenfalls an Apoplexie. Die Eltern hatten 23 Kinder, von denen außer der Probandin nur 4 das Kindesalter überlebten. 1 Bruder Rhachitis, 1 Bruder endete durch Suicid (Liebeskummer). 2 Töchter mit unehelichen Kindern und verworrenen familiären Verhältnissen.

P♀ 47/99: Diabetes, die Probandin wurde bereits unter IV/4 beschrieben. *Vater Alkoholiker*. P♀ 78/195: Diabetes, *der Vater der Mutter Gastwirt*, starb an *Diabetes*. 1 Schwester Asthma, 1 Schwester Suicidneigung, 1 Geschwisterkind stärkere Alkoholneigung. Kinder und Kindeskinder o. B. Die Probandin selbst psychisch o. B., interessiert, zuverlässig.

5. *Nervöse Erscheinungen bei allergischen Erkrankungen* fanden wir in einem Falle. Die Probandin hatte ein Asthma bronchiale.

P♀ 27/59: Zeigte außer ihren asthmatischen Beschwerden keine psychischen oder sonstigen Besonderheiten. In ihrer Sippe finden sich: Geschwisterreihe: Kropf, Gelenkrheumatismus, Tuberkulose, illegitime Kinder, mäßige Begabungen. Geschwisterkinder: Gelenkrheumatismus, Herzfehler, Skrofulose, Tuberkulose, sehr schwache Begabungen. Auswanderer, Kriminelle (4), illegitime Kinder. Ihre eigenen Kinder unauffällig und tüchtig.

Bei der im kasuistischen Teil beschriebenen Probandin 50/108, hysterischer Charakter mit starker Sippenbelastung, fand sich eine Terpentinanaphylaxie. Auf die möglichen Zusammenhänge zwischen Allergie und Anaphylaxie einerseits und konstitutionelle Momente wie Psychopathie, Neuropathie, Epilepsie, Migräne, Bettnässen usw. andererseits, sei hier besonders verwiesen.

6. *Nervöse Erscheinungen bei Erkrankungen des extrapyramidalen Systems.* Wir beobachteten sie bei einer Probandin mit Chorea minor. (Probandin 91/224). Über die Beziehungen von Paralysis agitans, Chorea und *Wilson*scher Krankheit sprachen wir bereits im Probanden-Kapitel bei der Besprechung der Paralysis agitans-Fälle.

7. *Nervöse Störungen bei Erkrankungen des Gehirns:*

a) *Postinfektiöse* Erkrankungen. 2 Fälle von Lues cerebri (P♀ 49/107 und 53/117).

b) *Abnutzungskrankheiten.* 2 Fälle von Arteriosclerosis cerebri (P♀ 65/142 und 75/180).

c) *Neoplasmen.* Es handelt sich um einen Tumor des Kleinhirnbrückenwinkels (P♀ 84/205).

Die Beziehungen der unter a bis c genannten Erkrankungen zum Nervensystem und ihre Rückwirkungen auf die Psyche bedürfen keiner weiteren Erläuterung. Im einzelnen finden wir alle vorgenannten Erkrankungen in der gewohnten Reihenfolge an dem ihnen zustehenden Platz wieder. Die Krankheitsbilder, die Probandinnen und ihre Sippen bringen wir außerdem zusammengefaßt im kasuistischen Teil.

Wir haben von den nervösen Erscheinungen ausgehend durch vorstehendes Durchkämmen bereits alle neurologisch-psychiatrischen Erkrankungen unserer Probandinnen auf organischer Basis erfaßt. Zusammengestellt sind das folgende Fälle:

1. P♀ 49/107: *Hypertension, Lues cerebri, häufige apoplektische Insulte mit nachhaltigen Lähmungen.*
2. P♀ 53/117: *Lues cerebri.*
3. P♀ 65/142: *Beginnende Dementia senilis bei Arteriosclerosis cerebri.*
4. P♀ 75/180: *Beginnende psychische Störungen bei Arteriosclerosis cerebri.*
5. P♀ 84/205: *Hirntumor* (Kleinhirnbrückenwinkel rechts).
6. P♀ 91/224: *Chorea minor* (erbliche Sippenbelastung).

Bei der nächsten Gruppe ließ es sich nicht ganz vermeiden, daß wir, um Wesentliches in anderem Rahmen, z. B. Föhnlabilität, periodische Schwankungen der nervösen Symptome usw., hervorzuheben, die Probandinnen zum Teil schon in früheren Abschnitten streiften. Sie wurden dann dort jeweils mit Hinweis auf den kasuistischen Teil, in dem wir die im Folgenden zu behandelnden 11 Probandinnen ebenfalls vollständig wiederfinden, gebracht.

VI. *Nervöse Erscheinungen mit Auffälligkeiten von ausgesprochen psychiatrischem Interesse.* Die Bilder, wie sie uns die folgenden 11 Probandinnen zusätzlich zu ihren ,,nervösen Beschwerden", die sie zumeist in mehr oder weniger starkem Grade hatten, boten, finden wir ebenfalls im kasuistischen Teil beschrieben. Wir können uns deshalb hier darauf beschränken, unsere diagnostische Zusammenfassung dieser Bilder in Übersicht zu bringen.

Diagnosen.

1. P♀ 7/22: *Depressionszustand bei niedriger Toleranzgrenze und psychischer Belastung der Sippe (Nervenzusammenbruch).*
2. P♀ 20/42: *Labile Asthenikerin* (Mutter eines Schizophrenen).
3. P♀ 22/45: *Haltlose Natur, starke Sippenbelastung.* Ehescheidung. *Lues.*
4. P♀ 35/74: *Reaktive Suicidneigung bei endogener Belastung der Sippe.* Ehescheidung.
5. P♀ 43/91: *Reaktiver Suicid ohne feststellbare endogene Sippenbelastung.*

6. P♀ 46/98: *Somatolabile Asthenikerin mit psycholabiler Färbung.* Starke Tuberkulose-Sippenbelastung.

7. P♀ 50/108: *Hysterischer Charakter mit starker Sippenbelastung.*

8. P♀ 64/141: *Nervenzusammenbruch,* Sippe: Geringes Begabungsniveau.

9. P♀ 69/160: *Triebhafte Natur.* Ehescheidung.

10. P♀ 72/170: *Paranoide Persönlichkeit. „Religiöser Wahn“.*

11. P♀ 89/217: *Zwangsvorstellungen und Zwangshandlungen leichterer Natur.*

Im Anschluß an vorstehende Ausführungen wären an dieser Stelle jetzt die Ehescheidungen kurz zu besprechen, da sie nach den im Probanden-Kapitel bereits erläuterten Gesichtspunkten mit charakterlichen Auffälligkeiten sehr eng verknüpft sein können. Wir finden denn auch die Hälfte der geschiedenen Probandinnen unter den bereits beschriebenen Auffälligen. Es sind diese die Probandinnen 22/45, 35/74 und 69/160.

Zusammengefaßt ist über die geschiedenen Probandinnen folgendes zu sagen:

1. P♀ 18/38: 1882 geboren, 57 Jahre alt. *Vater:* Metallgießer, hat gerne und viel getrunken, „daher ging es immer bergab“. Über Mutter nichts bekannt. Aus dieser Ehe stammen 5 Kinder mit insgesamt 6—10 Nachkommen. Alle Vorgenannten leben in Frankreich. Auch der einzige Sohn aus der Ehe der Probandin lebt dort, er ist Mechaniker. Probandin lebt ebenfalls in Frankreich. Gute Schülerin, lernte schneidern. 154 cm groß, mittelstark, grobknochig, schwarz. Sie soll sehr vergnügungssüchtig und leichtlebig gewesen sein. „Streute alles auseinander“, „Launen“, „trank auch gerne Wein“, „lebte immer über ihre Verhältnisse“, Ehebruch. Die Ehe wurde aus beiderseitigem Verschulden geschieden. Da die Probandin sonst keine für uns feststellbare psychische Besonderheiten bot, außer den im Vorstehenden angeführten, nahmen wir sie nicht in den kasuistischen Teil (Psychische Besonderheiten und charakterliche Auffälligkeiten) mit auf.

2. P♀ 35/74: Die Ehe wurde ebenfalls aus beiderseitigem Verschulden geschieden. 1 Tochter multiple Sklerose. Reaktive Suicidneigung (vgl. Kasuistik).

3. P♀ 22/45: Ehescheidung aus Verschulden der Frau. „Haltlose Natur“, starke Sippenbelastung. Lues (vgl. Kasuistik).

4. P♀ 26/56: Ehe wurde aus Verschulden des Mannes geschieden. Probandin sehr weich, nachgiebig, lebensunerfahren, sehr gutmütig, anständig, psychisch o. B.

5. P♀ 69/160: Ehescheidung aus Verschulden des Mannes. Jedoch betrieb der Ehemann vorsätzlich und vorbereitet einmalig Ehebruch, um einen Scheidungsgrund zu bieten. Probandin „triebhafte Natur“ (vgl. Kasuistik).

6. P♀ 53/117: Ehescheidung aus Verschulden des Mannes, jedoch bot auch die Probandin psychische Besonderheiten. Lues cerebri (vgl. Kasuistik).

Rechnen wir die zuletzt genannte Probandin 53/117 zu vorgenannten 3 charakterlich auffälligen hinzu, so hätten wir von 6 Ehescheidungen 4 auffällige Probandinnen. Zu den Ehescheidungen der Probandinnen vergleiche auch die im Anschluß an das Heiratsalter der Probanden gemachten Ausführungen über Ehescheidungen. In dem Probanden-Kapitel beschrieben wir 9% psychische Besonderheiten und charakterliche

Auffälligkeiten, während wir bei den Probandinnen 11% psychische und charakterliche Abweichungen von der Norm fanden.

Bettnässen fanden wir bei den Probandinnen in keinem Falle, bei den Probanden zu 4%.

Nachtwandeln hatten wir bei den Probanden zu 1% und bei unseren Probandinnen ebenfalls zu 1% festgestellt.

Probandin 88/215. Typus asthenicus. Wir beobachteten bei ihr gleichzeitig durch Mens. und Föhn gesteigerte unbestimmte nervöse Beschwerden. 1 Sohn dieser Probandin ist Bettnässer.

Kriminelle bei den Probanden zu 1%, kamen bei unseren Probandinnen nicht vor.

Suicidfälle ereigneten sich bei den Probanden zu 1%, während wir bei den Probandinnen insgesamt 3% Suicidneigung feststellten.

P♀ 35/74: (Reaktive Suicidneigung, siehe Kasuistik).

P♀ 43/91: (Reaktiver Suicidversuch ernsthafter Natur. Siehe Kasuistik).

P♀ 57/126: Die Probandin wurde nicht in den kasuistischen Teil aufgenommen. Sie ist S. 90 dieses Kapitels beschrieben.

Auch die bereits erwähnten *psychischen Auffälligkeiten auf Grund organischer Erkrankungen* liegen bei den Probandinnen mit 6% um 50% höher als bei den Probanden (3%). Wenn wir zum Vergleich der Ergebnisse bei den Probandinnen und der Ergebnisse bei den Probanden zu letztgenannten Erkrankungen kurz Stellung nehmen, so stellen wir fest, daß die *syphilogenen Erkrankungen mit psychischen Folgezuständen* bei den Probandinnen zu 2,3% vertreten sind, während bei den Probanden keine syphilogenen Erkrankungen mit psychischen Folgezuständen auftraten.

Krankheiten des Großhirns in Form von Arteriosclerosis cerebri mit psychischen Störungen fanden wir bei den Probanden zu 3%, bei den Probandinnen zu 2% (P♀ 65/142 und P♀ 75/180).

Paralysis agitans bei den Probanden zu 2%, wurde bei den Probandinnen nicht beobachtet.

Zusätzlich erkrankten bei den Probandinnen eine an *Hirntumor* (P♀ 84/205) und eine an *Chorea minor* (P♀ 91/224).

Alle diese Krankheitsbilder, die wir im Vorstehenden erwähnten, finden sich im kasuistischen Teil näher beschrieben.

Sonstige Erkrankungen des Großhirns bei den Probandinnen in Form von Apoplexien:

Probandin 61/138, 71/164 und 53/117 starben an Apoplexien. Alle 3 Probandinnen zeigten während ihres Lebens keinerlei psychische Auffälligkeiten. Apoplektische Insulte mit psychischen Auffälligkeiten traten bei der Probandin 49/107 auf (vgl. Kasuistik).

Zu den psychiatrischen und neurologischen Erkrankungen hinzugehörig wären bei unseren Probandinnen noch die Krankheiten der peripheren Nerven zu erwähnen.

Erkrankungen peripherer Nerven.

1. Trigeminusneuralgien bei den Probandinnen 1%, bei den Probanden 0%.

P♀ 71/164: Befallen war lediglich die rechte Gesichtshälfte. Neuralgische Erkrankungen in der weiteren Familie nicht bekannt.

2. Intercostalneuralgien traten bei 2% unserer Probandinnen auf. (Bei den Probanden 0%.)

P♀ 91/224; Es handelt sich um die Probandin mit Chorea minor. Es trat im Verlaufe einer Cholecystitis ein symptomatischer Herpes zoster auf. P♀ 48/100: Intercostalneuralgie idiopathischer Art in Form eines Herpes zoster. Die Probandin hatte als Kleinkind Masern. Bei starken Aufregungen Nesselsucht. (Vom 14. Lebensjahr bis zur Menopause.) Sie hatte außerdem einen Kropf (1923 operiert) und einen Uterusprolaps nach 2. Partus (1925). 1933 Herpes zoster. Vater starb an Magencarcinom, er hatte Rheumatismus, war Lokomotivführer. Die Mutter starb an Arterienverkalkung, hatte einen Netzbruch. 1 Sohn hat eine Hasenscharte, 1 Tochter o. B. Sie selber psychisch ebenfalls intakt, außer den bereits beschriebenen nervösen Erscheinungen und ihrer Körperängstlichkeit. Von den psychischen Verhältnissen ihrer Familie jedoch ist folgendes zu sagen: Ihr Vater war immer sehr eifersüchtig. Seine Kameraden wußten das „und haben ihn deswegen sehr oft gehänselt und aufgehen lassen“. 1 Schwester wurde als hysterischer Charakter bezeichnet. 4 Geschwister verweigerten die Aussage, 3 Geschwisterehen wurden geschieden. Siehe dort.

3. Ischias war zu 2% bei unseren Probandinnen vertreten.

P♀ 89/217: „Zwangsvorstellungen und Zwangshandlungen leichterer Natur“. Vater hatte gleichfalls Ischias (siehe Kasuistik). P♀ 87/212a machte mehrfach Unterleibsoperationen durch. Kein Neoplasma. Ein ätiologischer Zusammenhang zwischen der neuralgischen Erkrankung und den Unterleibsbeschwerden (häufige gynäkologische Untersuchungen, Uterusrichtungen, Eierstocksexstirpationen, Blinddarmoperation) ließ sich nicht mit Sicherheit feststellen.

Mißbildungen, in Sonderheit die bei den Probanden besonders erwähnten, fanden wir ebenfalls auch bei unseren Probandinnen nicht. Bevor wir uns der Besprechung der nichtpsychiatrischen Erkrankungen unserer Probandinnen zuwenden, möchten wir eine nichtpsychiatrische Erkrankung wegen ihrer Zusammenhänge mit psychiatrischen Erkrankungen vorweg besprechen. Es handelt sich um die *Tuberkulose,* deren verstärktes Auftreten in solchen Sippen beobachtet wurde, in denen gleichzeitig psychiatrische Erkrankungen ebenfalls und zum Teil gehäuft auftraten.

7. *Tuberkulose und Psychose.*

An *Tuberkulose* erkrankten bei den Probandinnen der ersten und zweiten Ehe 2,83% (Bez.-Ziffer 106). Bei diesen Tuberkulosefällen haben wir das Vorkommen von Tuberkulose, Psychosen und anderen Besonderheiten in den Sippen der an Tuberkulose erkrankten Probandinnen besonders verfolgt, wie ja überhaupt immer in dieser Arbeit auf die Möglichkeiten einer Koppelung von psychischen und somatischen Erkrankungen hingewiesen werden soll.

Wir fanden bei einem Fall der Tuberkulose (Kehlkopftuberkulose) P♀ 10/26 keine weiteren Belastungen mit Tuberkulose in der Probandinnen-Sippe. Die Probandin verstarb an Tuberkulose. Psychische Erkrankungen bei der Probandin oder in ihrer Familie fanden sich nicht.

Die beiden anderen Tuberkulosefälle waren tuberkulöse Erkrankungen der Lungen.

Bei der P♀ 59/134 (Lungentuberkulose) hatten außerdem der Vater der Probandin eine Tuberkulose der Lungen und ebenfalls 1 Sohn. Der Vater der Probandin starb im Alter von 44 Jahren, 1 Sohn im Alter von 18 Jahren an Tuberkulose. Sonstige Tuberkulosebelastungen fanden sich in der Familie nicht. Psychische Auffälligkeiten oder Geisteskrankheiten traten bei der Probandin und in ihrer Sippe nicht auf.

Auch bei der Probandin 22/45 (chronisch-cirrhös ulcerierende Lungentuberkulose und ulcerierende Darmtuberkulose) stellten wir in ihrer biologischen Familie ebenso wie bei der Probandin 59/134 weitere Belastungen mit Tuberkulose, und zwar in gehäufter Weise fest.

Da in dem letzten Falle zugleich ein gehäuftes Auftreten von Psychosen und anderen zum Teil erbbedingten Krankheiten im Umkreise dieser Tuberkulose festgestellt wurde, haben wir diese interessanten Verhältnisse in Form eines Stammbaumes festgehalten, den uns die Abb. 6 zeigt.

Wir ersehen aus dem bunten Bilde des Stammbaumes der Probandin 22/45, daß auch der Vater der Probandin an Tuberkulose der Lungen im Alter von 50 Jahren starb. Von den Geschwistern erkrankten und starben 5 Schwestern und 1 Bruder an Lungentuberkulose. Die Todesursache einer weiteren Schwester war nicht mit absoluter Sicherheit festzustellen. Jedenfalls erkrankte und starb 1 Sohn dieser Schwester ebenfalls an Tuberkulose der Lungen, so daß nach dem Gesamtbild des Stammbaumes wohl anzunehmen ist, daß auch diese Schwester an Tuberkulose erkrankte und starb. 2 Geschwister starben im Säuglingsalter, und zwar eines an Fraisen, das andere an Diphtherie. Die ganze übrige Sippenreihe (ohne die im Säuglingsalter Verstorbenen) wurde, wenn wir obigen Zweifelsfall mitrechnen, somit in Höhe von 8 Köpfen durch die Tuberkulose ausgelöscht. Hierbei ist ferner noch zu berücksichtigen, daß nach dem ganzen Bilde des Stammbaumes wohl auch die beiden im Säuglingsalter an Zwischenkrankheiten Verstorbenen an Tuberkulose erkrankt sein dürften, so daß nicht 8, sondern 10 Köpfe *einer* Sippenreihe, und somit die ganze Sippenreihe, durch Tuberkulose ausgetilgt wäre. 1 Geschwisterkind (P♀GK1) starb mit 15 Jahren an Lungentuberkulose. 1 Sohn der Probandin (PK1) hatte ebenfalls eine Tuberkulose der Lungen und der Knochen.

Psychiatrische Belastungen fanden sich in der an Tuberkulose verstorbenen Geschwisterreihe der Probandin nicht, wobei allerdings in bezug auf die im ersten Teil dieser Arbeit umschriebenen Gefährdungszeiten zu bedenken steht, daß von dieser Probandinnen-Geschwisterreihe 2 als Kleinkind, 2 unter 21 Jahren, 1 mit 24 Jahren, 3 zwischen 30 und 38 Jahren und nur 1 über 60 Jahre alt verstarb.

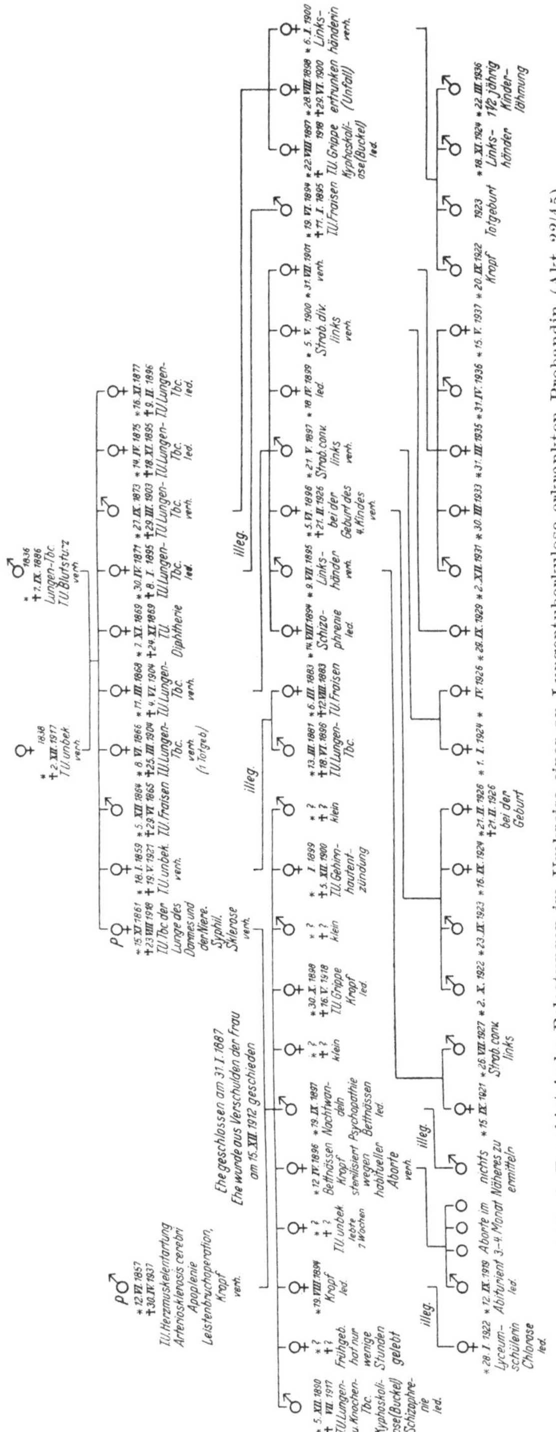

Abb. 6. Psychiatrische Belastungen im Umkreise einer an Lungentuberkulose erkrankten Probandin (Akt 22/45).

In der Reihe der Geschwisterkinder der Probandin, in der ja auch unsere Probanden-Kinder (PK) stehen, stellten wir außer dem Vorkommen von Tuberkulose eine hochgradige Kyphoskoliose, einen Strabismus div. links, einen Strabismus conv. links, 2 Linkshänder und eine Schizophrenie bei insgesamt 13 lebend geborenen Geschwisterkindern fest. 3 von diesen Geschwisterkindern waren unehelich geboren. Eines davon war der oben angeführte Tuberkulosefall. Die beiden anderen unehelichen Kinder starben im Alter von 6 und 5 Monaten, beide an Fraisen. Alle anderen Geschwisterkinder waren ehelich geboren. Eines von ihnen verunglückte (ertrank) im Alter von 2 Jahren. Eines starb ledig im Alter von 21 Jahren (Kyphoskoliose). 1 anderes Geschwisterkind starb inter partum im Alter von 30 Jahren. Von den Überlebenden hatten 2 einen Strabismus, 2 waren Linkshänder, 1 hatte eine Schizophrenie. Eine 38jährige Verheiratete mit 4 gesunden Kindern und 1 Kind mit Strabismus conv. links und ein 40jähriger Lediger ohne jeden Befund schließen die Reihe.

Von den 9 zum größten Teil sicher an Tuberkulose verstorbenen Probandin - Geschwistern ausgehend, finden wir in der Reihe der Probandin - Geschwisterkindeskinder (P♀GKK) 17 lebend geborene P♀GKK. 1 davon starb gleich nach der Geburt an Sepsis. 1 hatte einen Kropf, 1 war Linkshänder. 2 hatten einen Strabismus. Über die bisher genannten Strabismuserkrankungen (4) und ihre Beziehungen untereinander orientiert am besten ein Blick auf den Stammbaum. 1 P♀GKK hatte $1^1/_2$jährig spinale Kinderlähmung. Alle P♀GKK waren unter 18 Jahre alt, befanden sich also unterhalb der Gefährdungszeiten z. B. für die in der vorherigen Generation aufgesprungene Schizophrenie. Über die Koppelung der einzelnen Auffälligkeiten untereinander orientiert am besten der Stammbaum selbst. Der hier wesentliche Beitrag des Erbgutes aus der Probandin-Sippe für das Verständnis der erblichen Belastung der Probanden-Kinder zeigt sich in dem gehäuften Vorkommen von Tuberkulose, Strabismus, Linkshändigkeit und dem Auftreten einer Schizophrenie, ferner in dem Vorhandensein von 3 unehelichen Kindern.

Es bleiben jetzt zur Vervollkommnung des Bildes noch die 11 Probanden-Kinder, die wir in diesem Falle und in diesem Zusammenhange schon hier kurz erwähnen wollen, übrig. 1 Sohn unserer Probandin hatte eine Schizophrenie. Er hatte außerdem eine Tuberkulose der Lungen und eine Knochentuberkulose mit einer Kyphoskoliose. Er starb mit 27 Jahren ledig ohne Nachkommen in der Anstalt an Tuberkulose. 1 anderer Sohn war Psychopath, Nachtwandler und Bettnässer zugleich. 1 Tochter war ebenfalls Bettnässerin. Sie hatte außerdem einen Kropf, wurde wegen habitueller Aborte sterilisiert. 2 weitere Töchter hatten ebenfalls einen Kropf. 5 Kinder waren im Säuglingsalter, 1 davon als Frühgeburt, gleich nach der Geburt gestorben. 1 anderes Kind verstarb als Kleinkind an Meningitis. Auch hier finden wir 2 illegitime Nachkommen. Von den 11 PK stammt außer diesen 2 unehelichen Kindern nur noch 1 legitimer überlebender Sohn ab. Derselbe ist bei Abschluß der Arbeit 20jährig. Die Probandin 22/45 (haltlose Natur, Ehescheidung aus eigenem Verschulden) wurde gelegentlich der Besprechung der psychischen Besonderheiten und charakterlichen Auffälligkeiten und bei der Besprechung der Ehescheidungen desgleichen im kasuistischen Teil eingehend beschrieben.

Aus den vorstehenden Ausführungen und aus der Abb. 6 ist beispielsweise ersichtlich, wie sehr der Auslesegrad der Probanden-Kinder der angeführten Hundertschaft noch verbessert wäre, wenn der Proband gerade die aus einer schwerbelasteten Sippe stammende Probandin nicht geheiratet hätte. Die Belastung der Nachkommen der Probanden bei einer anderen Ehekonstellation wäre außer anderem wahrscheinlich um eine Schizophrenie und um die einzige bei den Probanden-Kindern auftretende asylierte Psychopathie vermindert worden.

Kurz zusammengefaßt fanden wir somit bei den 2,83% (3%) Tuberkulosefällen unserer Probandinnen bei einer Bezugsziffer von 106 in einem Falle (Kehlkopftuberkulose) keine weiteren Tuberkulosefälle oder psychiatrische Erkrankungen im Umkreise der Probandin. Es kam ein Personenkreis von 8 Personen in Frage. Bei dem zweiten Fall von Tuberkulose (Lungentuberkulose) fanden wir lediglich ein wiederholtes Auftreten von Lungentuberkulose in der Umgebung unserer Probandin, jedoch keine Psychosen. Dieser Personenkreis umfaßte 25 Personen. Bei dem anderen Fall von Lungentuberkulose fanden wir sowohl ein sehr gehäuftes Auftreten von Tuberkulose in der Probandin-Sippe als auch ein gehäuftes Auftreten sowohl von psychiatrischen Erkrankungen als auch von anderen Anomalien teils erblicher, teils nichterblicher Natur. Dieser Personenkreis umfaßte 56 Personen.

8. *Nichtpsychiatrische Erkrankungen und Besonderheiten bei unseren Probandinnen.*

Die Bezugsziffer für die im Folgenden gebrachten Erkrankungen unserer Probandinnen ist, wenn nicht ausdrücklich anderes hinzugefügt, 106. Die eing klammerten Prozentzahlen geben die Werte an, die wir bei den Probanden fanden.

Wir fanden bei unseren Probandinnen an *Erkrankungen des Kindesalters:* Scharlach 16% (14%), Masern 55,3% (55%), Keuchhusten 11,3% (8%), Diphtherie 12,3% (14%), Otitis media 2,8% (2%), Spasmophilie 1,9% (3%), Parotitis epidemica 5,7% (4%). Wir sehen, daß die Prozentzahlen bei den Probandinnen und bei den Probanden sich annähernd die Waage halten. *Schröder* findet in der *Durchschnittsbevölkerung* an Erkrankungen des Kindesalters für Scharlach 6,6%, für Diphtherie 5%. Wir stellten sowohl bei Scharlach wie auch bei Diphtherie sowohl bei den

Probanden als auch bei den Probandinnen mehr als doppelt soviel Prozent fest als *Schröder,* und zwar sowohl bei dem weiblichen, als auch bei dem männlichen Anteil der Bevölkerung. Ein in weibliche und männliche Personen getrenntes repräsentatives Vergleichsmaterial war uns nicht zugänglich. Die Vergleichswerte, die *Schröder* für Masern und Keuchhusten fand, liegen mit 50,7% für Masern und 10,2% für Keuchhusten im Vergleich zu unseren Ergebnissen innerhalb diskutabler Grenzen. Die Vergleichszahlen für Spasmophilie brachten wir im Probanden-Kapitel, desgleichen eine kurze Ausführung über Unklarheiten der Bezeichnung „Kinderkrämpfe", für Erkrankungen, die sowohl der Spasmophilie als auch anderen und harmloseren Erkrankungen zugezählt werden können.

Infektionskrankheiten: Schwere Angina 1,9% (5%), schwere Grippe 0,9% (0%), Erysipel in Form von Gesichtsrose 0,9% (3%), Polyarthritis 2,8% (6%). Meningitis cerebrospinalis epidemica (1%), Typhus (2%), Malaria (1%), schwarze Pocken (1%) traten bei unseren Probandinnen nicht auf. Wir sehen bei allen Infektionskrankheiten ein stärkeres Befallensein des männlichen Geschlechtes, nämlich unserer Probanden. Wenn wir uns den Werdegang unserer Probanden, wie wir ihn im ersten Teil unserer Arbeit beschrieben haben, vor Augen halten, so scheint es uns verständlich, daß sie, die in verstärktem Maße plötzlichen körperlichen Anstrengungen, Erhitzung, Zugluft in Maschinen- und Montagehallen, starken Temperaturdifferenzen in verschiedenen Räumen, schlechter (verstaubter) Luft usw. ausgesetzt sind, eine besondere Anfälligkeit für Anginen und Polyarthritiden zeigen. Daß hierin ein Hinweis zur Verhütung von Berufskrankheiten liegen kann, ist verständlich. Auch die erhöhte Erkrankungsziffer der Probanden gegenüber den Probandinnen an Typhus, Malaria und Pocken, welche letztgenannten Krankheiten sich die Probanden größtenteils gelegentlich beruflicher Auslandsreisen zuzogen, ist somit auf ihre berufliche Tätigkeit zurückzuführen. *Schröder* fand in der Durchschnittsbevölkerung 4,3% Polyarthritis. Wenn wir bedenken, daß sein Material nicht in männliche und weibliche Personen getrennt ist, so würden seine Ergebnisse bei Zusammenziehung unseres Materials ungefähr den unserigen entsprechen.

Erkrankungen des Herzens, der Gefäße und des Blutes: Erworbene Herzklappenfehler 6,6% (7%), Herzneurose 0,9% (1%). Daß wir bei den Probandinnen ebensoviel erworbene Herzfehler beobachten wie bei den Probanden, zeigt uns, was an größerem Material bewiesen ist, daß sich bei den Probanden die verstärkten Erkrankungen an Anginen und Polyarthritiden nicht in gleicher Weise auf die Erkrankungen des Herzens auswirken. Wir hätten sonst ein deutliches, sichtbares Zurückbleiben der Erkrankungen des Herzens der Probandinnen gegenüber den Probanden beobachten müssen. Bei den Probandinnen konnte in einem Falle (P♀ 95/240) ein Zusammenhang zwischen Gelenkrheumatismus und

Herzfehler als wahrscheinlich angenommen werden. Angeborene Herzfehler wurden nicht beobachtet.

Schröder fand in der Durchschnittsbevölkerung 5,6% Herzklappenfehler, *Kattentidt* bei seinen Probanden-Geschwistern 2,38% Herzleiden. Bei der Probandin, die an Herzneurose erkrankt war (P ♀ 14/32) zeigten sich weder bei ihr noch in der Verwandtschaft irgendwelche psychische Auffälligkeiten. Bei den Erkrankungen der Gefäße haben wir die arteriosklerotischen Erkrankungen (die sich größtenteils ja auch erst auf dem Sektionstisch offenbaren), unberücksichtigt gelassen, soweit sie nicht zu Erkrankungen führten, wie wir sie bereits im psychiatrischen Teil besprachen. Sonstige Erkrankungen der Gefäße fanden wir 4,7% (1%) in Form von Varicen. 0,9% der Varicen verlief ohne Komplikationen, 3,8% machten bei ihren Varicen eine Thrombophlebitis durch. 0,9% der Probandinnen hatten außerdem ein Ulcus cruris. Es erkrankten somit von 106 Personen 5 mit Varicen, 4 an Thrombophlebitis und 1 von diesen außerdem an Ulcus cruris. Daß das weibliche Geschlecht eine stärkere Belastung zeigt als das männliche, ist bekannt. *Curtius* nimmt einen Systemcharakter der allgemeinen Venenwanddysplasie an und spricht von einem Status varicosus. Die bisherigen Untersuchungen über Venenerkrankungen (Erweiterungen) sprechen für einen einfach dominanten Erbgang der Disposition zu Venenerweiterungen. Weiteres hierüber bringen *Curtius* und *Siemens*. *Siemens* bestreitet die Existenz des Status varicosus.

Eine *Veränderung des Blutbildes* in Form einer Chlorose fand sich bei 2,8% der Probandinnen. Eine Vergleichsmöglichkeit dieser Erkrankung mit den Probanden besteht nicht, da es sich um eine Erkrankung handelt, die nur beim weiblichen Geschlecht innerhalb der Grenzen der Pubertätszeit auftritt. *Naegeli* hat das gehäufte Auftreten der Chlorose familiär beobachtet und auf ihren vererbbaren Charakter hingewiesen. Die Erkrankungen an Chlorose sind in der Letztzeit im Vergleich zu früher stark zurückgegangen, was für größere Manifestationsschwankungen spricht. Äußere Einflüsse scheinen bei der Manifestierung der Anlage eine wesentliche Rolle zu spielen.

Erkrankungen des Respirationsapparates: Bronchitis chronica 0,9% (2%), Asthma bronchiale 1,9% (1%), Lungenspitzenkatarrh 0,9% (2%), Lungenentzündung 10,4% (11%), Lungen- und Rippenfellentzündung 2,8% (2%), Rippenfellentzündung 2,8% (2%), Stirnhöhlenkatarrh 0,9% (0%). *Schröder* stellte in der Durchschnittsbevölkerung 10,3% Lungenentzündung fest. Die bei den Probanden und Probandinnen gefundenen Werte zeigen keine solchen Unterschiede, als daß ihre Differenz eine Diskussion hierüber zuließe.

Tuberkulose, die wir im einzelnen sowohl bei den Probanden als auch bei den Probandinnen gesondert behandelten, beobachteten wir bei den Probandinnen in Form von Lungentuberkulose und Kehlkopftuberkulose zu 2,8% (1%). *Schröder* fand 2%, *Kattentidt* 4,13% und 3,05% Lungentuberkulosefälle in der Durchschnittsbevölkerung. Wir sehen, daß die Belastung mit Tuberkulose bei den Probanden mit 1% um fast $^2/_3$ niedriger liegt als bei den Probandinnen mit 2,8%. Wir nehmen hierbei wieder Gelegenheit auf den stärkeren Auslesegrad der Probanden im Verhältnis zu den Probandinnen hinzuweisen. Jedoch liegen unsere bei den Probandinnen gefundene Werte immer noch unter den Werten von *Kattentidt*.

Erkrankungen des Magen-Darmkanals in Form von: Ulcus ventriculi 1,9% (4%), Appendicitis 3,8% (5%), Ileus 0,9% (0%), Peritonitis 1,9% (0%). Eine chronische Gastritis, die bei 2% der Probanden vertreten war, fand sich bei unseren Probandinnen nicht. Die erhöhte Erkrankungsbereitschaft an Erkrankungen des Magens wie Gastritis chronica, Ulcus ventriculi usw. möchten wir ebenfalls als eine Berufserkrankung der Probanden infolge ihrer unregelmäßigen und unsachgemäßen Ernährung deuten. Hierzu müssen wir bedenken, daß ja den um 1850 bis 1889 geborenen Werkmeistern noch nicht in Werkküchen usw. ein warmes Essen bereitet wurde. Wenn auch heute hier, besonders seit 1933 zielbewußt Wandel geschaffen wird, so mögen doch auch unsere Feststellungen auf die Notwendigkeit und Dringlichkeit weiterer Maßnahmen in dieser Richtung hinweisen. *Schröder* fand Ulcus ventriculi in der Durchschnittsbevölkerung zu 0,7%, Appendicitis zu 4,3%. Die in der Durchschnittsbevölkerung gefundenen Werte für Ulcus ventriculi mit 0,7% bestärken uns außerdem in der Annahme, daß unsere Probanden durch ihre Ernährungsweise einer erhöhten Belastung für Erkrankungen des Magens ausgesetzt waren. Die in der Durchschnittsbevölkerung gefundenen Werte für Appendicitis würden wieder ungefähr dem Querschnitt unseres männlichen und weiblichen Materials entsprechen.

Erkrankungen der Leber, der Gallenblase und der Niere: Cholecystitis 3,8% (1%), Cholelithiasis 1,9% (1%), Nephritis 1,9% (2%), Nephrolithiasis 1,9% (3%), Pyelitis 1,9% (2%), Nephrosen 0,9% (0%). Außerdem fanden wir bei unseren Probandinnen eine Wanderniere 0,9% (0%). *Schröder* fand in der Durchschnittsbevölkerung Cholecystitis 0,7%, Cholelithiasis 1%, Nephritis 2,3%, Nephrolithiasis 0,7% und Pyelitis 0,7%. Während im allgemeinen die Zahlenverhältnisse vorstehender Erkrankungen bei den Probanden und Probandinnen sowohl, als auch in der Durchschnittsbevölkerung sich die Waage halten, fällt die Cholecystitis durch ein stärkeres Auftreten bei den Probandinnen auf. In diesem Zusammenhang wäre dann allerdings auch das Anziehen der Prozentzahlen für die Cholelithiasis zu beachten. *V. Bergmann* faßt die Betriebsstörungen (Dyskinesien, Entzündungen und Steinleiden der Gallenblase als Cholecystopathie zusammen). *Kalk* beobachtete wiederholt familiäre Häufung der als Cholecystopathie bezeichneten Erkrankungen.

Erkrankungen der *Drüsen mit innerer Sekretion:* Kropf 13,2% (4%), Basedow 0,9% (1%), Addison 0,9% (0%), Osteomalacie 0,9% (0%). Das erhöhte Befallensein unserer Probandinnen mit *Kropf* gegenüber den Probanden entspricht durchaus den bisherigen Beobachtungen. Danach kommt Kropf beim weiblichen Geschlecht ungefähr 3mal häufiger vor als beim männlichen, woraus sich eine verschiedene Geschlechtsdisposition ergibt. Die Zwillingsbefunde von *Curtius, Siemens, v. Verschuer* und *Weitz* weisen auf die Erbveranlagung hin. Daß auch äußere Einflüsse eine wesentliche Rolle spielen können, zeigt die geographische Verbreitung des Kropfes. Ausgedehnte Untersuchungen von *Eugster* an 520 Zwillingspaaren, darunter mehr als 160 Eineiige, ergaben keinerlei Unterschied in der Anfälligkeit auf Struma zwischen EZ und ZZ. Wenn die Umweltverhältnisse gleich waren, so bestanden bei ihnen keine wesentlichen Unterschiede, weder in bezug auf die Häufigkeit noch in bezug auf die Größe der Struma. Es handelt sich bei diesen Untersuchungen um den sogenannten Alpenkropf.

Auch das Vorkommen von Kropf in unserem Material muß der geographischen Zugehörigkeit nach in der Mehrzahl als Alpenkropf bewertet werden. Weitere Literatur über Kropferkrankungen finden wir bei *K. H. Bauer, Kemp* und *Th. Lang.* Die Basedowfälle lassen ein Eingehen von unserem Material aus auf die Basedowsche Krankheit nicht zu. Andere Untersuchungen sprechen für dominanten Erbgang. Nach den bisherigen Erfahrungen tritt das Leiden bei Frauen 11mal so häufig auf wie bei Männern.

Die *Addison*sche Krankheit, die wir zu 0,9% fanden, hält *Weitz* für eine unter Umständen rezessiv bedingte Erbkrankheit.

Über die *Osteomalacie* unserer Probandin 96/242 ist zu sagen, daß dieselbe sich nach der Geburt des 5. Kindes bemerkbar machte. Eine hereditäre Belastung mit Osteomalacie ist nicht bekannt. Der Vater der Probandin starb an Tuberkulose. Die Mutter an Altersschwäche. Einige Autoren, besonders ältere, lehnen das hereditäre Vorkommen der Osteomalacie ab. (*Senator, v. Winkel, Vierordt* usw.). *Eckmann* berichtet 1788 erstmalig über das hereditäre Auftreten der Osteomalacie, wobei allerdings Nachuntersucher eine Verwechslung von Osteomalacie und Rhachitis für den Ausfall der Ergebnisse verantwortlich machten. *Bauer* hat ebenfalls familiäres Auftreten beobachtet. Die neueren Untersuchungen *Posselts* sprechen sehr dafür, daß die genealogische Beforschung der Sippen von an Osteomalacie Erkrankten neue Aussichten für die Erkennung des Krankheitsgeschehens bei der Osteomalacie eröffnen kann. Zusammenfassend läßt sich das Bild über die Osteomalacie am besten nach *Alwens* wiedergeben. Danach ist die Osteomalacie eine allgemeine Stoffwechselkrankheit, die beim Erwachsenen, vorzugsweise bei Frauen, im Alter der Fortpflanzungsfähigkeit auftritt. Die engen Beziehungen, besonders der puerperalen Osteomalacie zu den

Keimdrüsen sind erwiesen. Der Kalkstoffwechsel und der Knochenauf- und -abbau stehen unter dem regulierenden Einfluß des endokrinen Systems. Mit Recht wird man deshalb eine pluriglanduläre Störung bei der Osteomalacie annehmen dürfen. Ohne die Voraussetzung einer *konstitutionellen Disposition* des Skelets wird man aber das verhältnismäßig seltene Vorkommen der Erkrankung nicht erklären können.

Stoffwechselerkrankungen: Diabetes 5,7% (2%) und Gicht 0,9% (3%). Diabetes fand *Bormann* bei Probanden-Geschwistern 0,85%, bei seinen Probanden-Eltern 0,52%, in der engeren biologischen Familie der Probanden 0,62%, *Curtius* 0,1—0,25%. Demnach wären sowohl unsere Prozentzahlen, die wir bei den Probanden fanden, als auch die Prozentzahlen gesondert, wie sie bei den Probandinnen vorliegen, als verhältnismäßig hoch zu betrachten. Aus diesem Grunde wollen wir auf die 5 Diabetesfälle bei unseren Probandinnen im einzelnen eingehen, um gleichzeitig zu dem familiären Auftreten des Diabetes Stellung zu nehmen. Über 3 Fälle von Diabetes haben wir bereits in anderem Zusammenhang (nervöse Erscheinung bei Stoffwechselkrankheiten) kurz gesprochen.

1. P♀ 8/23: Vater *Diabetes.*

2. P♀ 63/140: Illegitimes Kind. Mutter starb an Altersschwäche, hatte einen starken Kropf, der illegitime Vater war ein *Bierbrauerssohn.* Weiteres nicht bekannt.

3. P♀ 47/99: Diabetes, *Vater soll am Tag über 20 Liter Bier getrunken* haben, Mutter *Diabetes.* Alle Geschwister sehr stark.

4. P♀ 65/142: *Vater starker Trinker.*

5. P♀ 78/195: *Der Vater der Mutter war Gastwirt,* starb *ebenfalls* an *Diabetes.*

6. P♀ 79/198: Keine weitere familiäre Belastung mit Diabetes.

Aus vorstehendem ist ersichtlich, daß wir sowohl familiäres Auftreten des Diabetes beobachten konnten als auch nichtfamiliäres. Über die Erbbedingtheit des Diabetes findet sich eine zahlreiche Literaturangabe in der Erbpathologie von *v. Verschuer.* Im Wesentlichen handelt es sich bei den dortgenannten Arbeiten um Belastungsstatistiken und Zwillingsuntersuchungen. Besonders hinweisen möchten wir auf die Untersuchungen *Panhorsts* an der *Katsch*schen Klinik in Alt-Gaarz, auf die neueren Untersuchungen *Then Berghs* an unserem Institut und auf die letzten Untersuchungen *Steiners* über Diabetes mellitus und Erbanlage. *Steiner* fand, daß die Erkrankungswahrscheinlichkeit für Diabetes mellitus für die Kinder eines Diabetikers wesentlich höher als für die Durchschnittsbevölkerung ist. Bei den Kindern unserer Diabetiker war bisher kein Diabetes feststellbar, wobei wir allerdings ausdrücklich darauf hinweisen, daß wir unser Material im Rahmen dieser Arbeit auch nicht speziell auf Diabetes etwa mit Blutzuckerbestimmungen usw. beforschten.

Erkrankungen des Bewegungsapparates fanden wir bei unseren Probandinnen als Muskelrheumatismus zu 6,6% (12%) und als Rhachitis zu 0,9% (2%). Das erhöhte Befallensein mit Muskelrheumatismus der Probanden führen wir ebenfalls auf die bereits in diesem Sinne als krankheitsförderndes Moment für die rheumatischen Erkrankungen der Probanden betonte berufliche Tätigkeit zurück.

Erworbene Augenleiden traten bei unseren Probandinnen zu 1,9% als Hornhauttrübungen auf. *Strabismus* oder andere angeborene Augenleiden zeigten sich nicht.

Erworbene Schwerhörigkeit bestand bei 1,9% der Probandinnen (P♀ 82/203 und 94/239). Bei den Probanden hatten wir 8% erworbene Schwerhörigkeit gefunden. Auf diese gleichfalls *berufsbedingte Mehrerkrankung* der Probanden gegenüber den Probandinnen (8% : 1,9%) haben wir bereits in dem Kapitel Probanden verwiesen. Ebendort ist auch die Erklärung für diese Mehrerkrankung gebracht.

Ein *angeborenes Ohrenleiden* zeigte sich bei unseren Probandinnen nicht. *Leibbrüche* traten in Form von Leistenbruch zu 0,9% (17%) und 1,9% (0%) Nabelbruch auf. Gehäuftes familiäres Auftreten von Brucherkrankungen in den Sippen der Probanden mit Leistenbrüchen konnten wir in 7 Fällen feststellen. In dem einen Fall von Leistenbrucherkrankung unserer Probandinnen fanden wir bei einem P♀GKK einen Hodenbruch. Bei der einen Probandin mit Nabelbruch hatte der einzige überlebende Bruder einen Leistenbruch und einen Hodenbruch. In dem anderen Fall von Nabelbruch finden wir in der Sippe der Probandin keine weiteren Brucherkrankungen.

Venerische Infektionen konnten wir bei unseren Probandinnen 3,8% feststellen. Es handelt sich um 3 luische Erkrankungen. Bei der Probandin 22/45 wurde bei der Sektion syphilitische Sklerose festgestellt. Die luische Erkrankung der Probandin stimmt in einem Falle (53/117) mit der luischen Erkrankung des dazugehörigen Probanden überein. In einem Falle 0,9% (2%) handelt es sich um eine gonorrhoische Erkrankung. Auch im letzteren Falle waren Proband und Probandin gleichzeitig erkrankt.

Neoplasmen: Gutartige 3,8%, maligne 6,6%. Bei den gutartigen Geschwülsten waren 0,9% Uteruspolypen und 2,8% Uterusmyome. Gutartige Geschwülste hatten wir bei den Probanden 2% Nasenpolypen und 1% Lipom gefunden. Bei den Probanden hatten wir als bösartige Neubildungen 1% Sarkom und 3% Carcinom festgestellt. 4 an Carcinom erkrankte Probandinnen waren bereits verstorben. (Siehe Todesursachentabelle dieses Kapitels.) Es handelt sich um ein Lungencarcinom, ein Magen-Darmcarcinom und um 2 Carcinome der Geschlechtsorgane. Eine Probandin mit Mammacarcinom und eine mit Unterleibscarcinom sind ebenfalls bereits unter den Todesursachen der Probandinnen erwähnt.

Tabelle 27. Gynäkologische Erkrankungen der Probandinnen. (Prozentziffern.)

Bezugsziffer	Mastitis	Carcinom		Adnexitis	Adnexitis und Endometritis	Ovarial-ex-stirpation	Uterus-ruptur	Retro-flexio uteri	Uterus-polyp	Uterus. prolaps	Uterus-myom	Unterleibsoperation ohne feststellbare Spezialdiagnose (wahrscheinlich Ca.) in %
		Mamma	Uterus									
	%	%	%	%	%	%	%	%	%	%	%	
106	0,9	0,9	2,8	0,9	0,9	0,9	0,9	0,9	0,9	2,8	2,8	2,8

Die Erkrankungen der weiblichen Geschlechtsorgane haben wir in der Tabelle 27 zusammengestellt.

Unfälle, die sich bei den Probanden zu einem sehr hohen Prozentsatz ereigneten (Berufsunfälle), traten naturgemäß bei den Probandinnen in nur sehr geringem Maße auf. Es handelt sich um 3 Blutvergiftungen (2,8%), von denen eine Probandin mit 56 Jahren infolge der Blutvergiftung verstarb, und um 1,9% Verletzungen, wobei es sich in einem Falle um eine Schnittverletzung, das andere Mal um eine Quetschung handelte.

Alkohol- und Nikotinabusus fand sich außer den bei den psychischen Besonderheiten und charakterlichen Auffälligkeiten geschilderten Abweichungen nicht. Desgleichen konnte kein gewohnheitsmäßiger Rauschmittelgenuß oder Rauschmittelmißbrauch bei unseren Probandinnen festgestellt werden.

97% der Probandinnen waren *normale Geburten,* 1% *Zangengeburten,* 1% *Frühgeburten* und 1% *Zwillingsgeburten. Brandner* rechnet mit 10% Frühgeburten unter den Neugeborenen, wovon schätzungsweise die Hälfte das Schulalter erreichen. Demnach würden ungefähr 5% aller Schulkinder zu früh geboren sein. *Langer* hat den Anteil der Frühgeborenen auf 5—7% geschätzt. *Rosanoff* und *Inman-Kane* haben die Frequenz der Frühgeborenen unter den Schulkindern auf 3,89% berechnet.

Im vorigen Jahrhundert, in dem die Säuglingssterblichkeit unter den Frühgeborenen noch sehr hoch war, erwartete *Zweifel* (1895), daß kaum 1% von ihnen Aussicht hatte, die Säuglingsperiode zu überleben. Letztgenannte Zahlen würden sich mit unseren Feststellungen völlig decken, da ja auch unsere Probanden und Probandinnen aus dem vorigen Jahrhundert stammen. Bei den Mehrehefrauen zeigten sich keine Besonderheiten des eigenen Geburtsvorganges. Bei der Kleinheit des Materials der Mehrehen ist dieses nicht weiter verwunderlich.

Die körperliche Reife erreichte der Durchschnitt unserer Probandinnen mit 14,2 Jahren. Die *Menopause* trat im Durchschnitt mit 48,5 Jahren ein. Bei den Zweitprobandinnen lagen die Dinge ähnlich. Körperliche Reife mit 15,5 Jahren (B.-Z. 6), Menopause 44,3 Jahre (B.-Z. 4). Die 2 Zweitehefrauen, bei denen bei Abschluß der Arbeit die Menopause noch nicht eingetreten war, werden vorstehende Durchschnittszahl jedoch wahrscheinlich erhöhen. Bei allen übrigen nicht besonders hervorgehobenen Punkten zeigten die Zweitprobandinnen keine Abweichungen ins Pathologische. Wir haben sie deshalb auch, zumal bei den normalen Befunden, häufig nicht besonders erwähnt.

9. *Fruchtbarkeit der Probandinnen.*

Um uns einen Überblick über die *Fruchtbarkeit* der Probanden- und Probandinnen-Ehen zu machen, haben wir alle Schwangerschaften der Probanden-Frauen auszuzählen versucht. Es muß hierbei besonders bemerkt werden, daß wir, gerade um alle Möglichkeiten zu erschöpfen, auch besonders intensiv nach Fehlgeburten fahndeten. Wenn besonders bei artifiziellen Schwangerschaftsunterbrechungen überhaupt schon eine verständliche Zurückhaltung an den Tag gelegt wird, so glauben wir doch, daß durch das tiefe Eindringen in die gesamte Sippe und bei dem Vertrauen, das uns weitgehendst entgegengebracht wurde, auch hierin den tatsächlichen Werten sehr nahegekommen zu sein.

Tabelle 28. Schwangerschaften und Geburten der ersten und zweiten Ehefrauen der Probanden.

	I. Ehefrauen: Bezugsziffer 100	II. Ehefrauen: Bezugsziffer 6
Normalgeburten	259 = 80,9%	9 = 64,3%
Frühgeburten	14 = 4,4%	— —
Fehlgeburten	29 = 9,1%	2 = 14,3%
Zangengeburten	13 = 4,1%	2 = 14,3%
Zwillingsgeburten	3 = 0,9%	1 = 7,1%
Totgeburten	2 = 0,6%	— —
Insgesamt	320 = 100%	14 = 100%

Uneheliche Schwangerschaften und Geburten der ersten und zweiten Ehefrauen der Probanden:

Normalgeburten	10 = 90,9%	1 = 100%
Zwillingsgeburten	1 = 9,1%	— —

Die Zusammenstellung der Tabelle 28 zeigt uns, daß von insgesamt 320 ehelichen Schwangerschaften 31 ihren Abschluß durch Lebendgeburten nicht erreichten. Von diesen 31 Schwangerschaften waren 29 Fehlgeburten und 2 Totgeburten. Wir fanden somit 9,1% Fehlgeburten. *Schröder* stellte in der Durchschnittsbevölkerung 4,6%, *Schulz* in der Durchschnittsbevölkerung 6,3% Fehlgeburten fest. Die erhöhte Anzahl der Fehlgeburten in unserem Material führen wir nicht auf eine erhöhte Abortbereitschaft oder auf eine erhöhte Beteiligung unserer Probandinnen an kriminellen Aborten zurück, sondern auf eine größere Möglichkeit der Erfassung von oft auch heiklen Angelegenheiten bei unseren Probandinnen infolge unseres engen Konnexes mit ihnen. Nach Außerachtlassung der Tot- und Fehlgeburten kommen wir somit auf 289 Schwangerschaften, die ihren Abschluß durch Lebendgeburten erreichten. Wenn wir hierbei bedenken, daß sich unter diesen 289 Schwangerschaften 3 Zwillingsschwangerschaften befinden, so kommen wir zu 292 Lebendgeburten der erten Ehefrauen unserer Probanden, unserer Probandinnen (Bez.-Ziffer 100), das sind auf jede Probanden-Ehe immerhin rund 3 lebende Kinder. Gehen wir von der Fruchtbarkeit der Probanden aus, so erhalten wir noch unter Einbeziehung der zweiten Ehefrauen mit Kindern (Bez.-Ziffer 6) insgesamt 14 Schwangerschaften. Von diesen fanden 12 ihren Abschluß durch Lebendgeburt. Auch unter diesen 12 Schwangerschaften, die mit Lebendgeburt endeten, fand sich 1 Zwillingsgeburt, so daß aus den Zweitehen der Probanden nochmals 13 lebendgeborene Kinder hervorgehen. Somit erhöht sich die Zahl der Nachkommen der 100 Probanden um weitere 13 Probanden-Kinder, das sind zusammen 305 lebendgeborene Kinder. Diese Zahl würde weiter erhöht durch 3 lebendgeborene illegitime Kinder der Probanden. *Die Zahl der Gesamtschwangerschaften aller Probanden-Ehefrauen mit lebend- und totgeborenen Kindern* (Bez.-Ziffer 106) *beträgt somit 334.*

Vergleichen wir den Verlauf der Schwangerschaften der im späteren Alter geschlossenen Mehrehen mit dem der Erstehen, so tritt eine starke Verschiebung der Verhältnisse zu Ungunsten des normalen Schwangerschafts- und Geburtsverlaufes auf. Normalgeburten fanden wir bei den ersten Ehefrauen 80,9%, bei den zweiten Ehefrauen nur 64,3%, die Zangengeburten stiegen von 4,1% bei den Erstehefrauen auf 14,3% der Zweitehefrauen. Desgleichen stiegen auch die Fehlgeburten von 9,1% bei den Erstehefrauen auf 14,3% bei den Zweitehefrauen. Auch die absolute Kinderzahl der Lebendgeborenen ist wegen des höheren Heiratsalters der zweiten und Mehrehefrauen der Probanden selbstverständlich erheblich zurückgesetzt. *Aus 19 Mehrehen stammen insgesamt 13 lebende Kinder, das sind pro Ehe 0,7 Kinder.* Hierbei müssen wir allerdings bedenken, indem wir nur die fruchtbaren Ehen der Zweitehefrauen mit den fruchtbaren der Probanden-Erstehen in Beziehung setzen, daß wir *13 Nachkommen auf 6 Mehrehen* haben. Das sind dann immerhin *rund 2 Kinder pro Ehe.* Zu der letzteren Parallelisierung sind wir insofern berechtigt, als wir, wie bereits im ersten Teil dieser Arbeit ausgeführt, auch nur die Werkmeister-Erstehen für unsere Bearbeitung herauszogen, die uns durch ihre lebendgeborenen Kinder eine Verfolgung ihres Erbgutes eben an diesen Kindern evtl. ermöglichen konnten. Ziehen wir dann allerdings den Vergleich insofern noch weiter, als wir feststellen, wieviel Erstehen unserer Probanden von uns seinerzeit wegen Kinderlosigkeit ausgeschieden werden mußten, so kommen wir z. B. *bei den auf S.* 11 *des ersten Teiles zu Grunde gelegten Hundertschaften im Mittel auf 20% kinderlose Erstehen. Bei unseren Zweit- und Mehrehen der Probanden jedoch haben 13 von 19 Zweit- und Mehrehen keine lebenden Nachkommen hervorgebracht. Das sind 68% unfruchtbare Zweit- und Mehrehen.*

Wir erkennen auch aus diesem Vergleich den bereits früher gezeigten Wert der Erstehe bzw. Frühehe in bezug auf die Nachkommenschaft. Allerdings ist dieses Material der Mehrehen zu klein, als daß mehr als ein Hinweis auf die Unterschiede zwischen der Fruchtbarkeit der Erstehen und der der Mehrehen in diesem Rahmen zu geben beabsichtigt ist.

Uneheliche Schwangerschaften fanden wir bei den Erstehefrauen außerdem 11 (Bez.-Ziffer 100). Von diesen waren 10 Normalgeburten und 1 Zwillingsgeburt. Eine Zweitehefrau hatte eine uneheliche Normalgeburt. Betrachten wir die *Fortpflanzungsverhältnisse* unserer Probanden und Probandinnen im Einzelnen, so kommen wir auch hierbei zu recht interessanten und aufschlußreichen Ergebnissen.

Von 100 Probandinnen waren 3 bei Abschluß der Arbeit noch unter 45 Jahre alt. Theoretisch ist die Fruchtbarkeit dieser 3 Ehen noch nicht abgeschlossen, wenn auch die Praxis lehrt, daß im Durchschnitt die Fruchtbarkeit der Ehen nach dem 30.—32. Lebensjahr der Frau als abgeschlossen betrachtet werden muß. (Siehe hierzu auch *Astel* und *Weber* und *Burgdörfer*.) Auf jeden Fall soll man sich bei bevölkerungspolitischen Maßnahmen daran gewöhnen, auf die Kindeserwartung in Ehen nach dem 32. Lebensjahr der Ehefrau keine allzu großen Hoffnungen zu setzen, wenn es uns nicht gelingt, durch geeignete Maßnahmen den Boden für bevölkerungspolitische Notwendigkeiten in größerem Umfange als bisher vorzubereiten. Es verbleiben uns somit für unsere jetzigen Betrachtungen von 100 Probandinnen-Ehen 97 Ehen. Unter diesen 97 Ehen fanden wir 16,49% Einkindehen, 37,11% Zweikindehen, 20,62% Dreikindehen und 25,78% Vier- und Mehrkindehen. Die Tabelle 29 zeigt die Zahlen in übersichtlicher Zusammenstellung.

Tabelle 29. Häufigkeit der Ein-, Zwei-, Drei- und Mehrkindehen in Prozenten.

Einkindehen in %	Zweikindehen in %	Dreikindehen in %	Mehrkindehen in %
16,49	37,11	20,62	25,78

Wir sehen, daß die Einkindehen erfreulicherweise in der Gesamtheit unserer Werkmeisterehen bei weitem die geringeren sind (16,49%). Die meisten Ehen sind Zweikindehen. (37,11%) Wenn wir in Betracht ziehen, daß wir die Ehen mittlerer Beamten leider als typische Zweikindehen zu erleben gewohnt sind, so können wir aus dieser an und für sich bedauerlichen Tatsache doch einen Rückschluß ziehen, wieweit sich der Werkmeister bereits vom ungelernten Arbeiter z. B. entfernt hat. Ein Viertel aller Werkmeisterehen jedoch sind Vier- und Mehrkindehen (25,78%). Diese Verhältnisse finden wir allerdings bei den Ehen der mittleren Beamten nicht, bei denen die Mehrkindehen weit hinter den unserer Probanden zurückbleiben. Die hohe Beteiligung der Werkmeisterehen als Mehrkindehen muß als ein erfreuliches Geschehen hervorgehoben werden.

Zu Vorstehendem ist nun jedoch zu bedenken, daß wir bei der Übersicht über die Häufigkeit der Ein-, Zwei-, Drei- und Mehrkindehen in der Tabelle 29 noch nicht die Eheschließungszeit, d. h. überhaupt die Zeit berücksichtigt haben. Das durchschnittliche *Eheschließungsalter* der Probanden betrug 26,12 Jahre, das der Probandinnen 24 Jahre. Die Tabelle 30 zeigt uns die vorhin geschilderten Verhältnisse unter Berücksichtigung der Eheschließungsjahre.

Tabelle 30. Prozentuale Häufigkeit der Ein-, Zwei-, Drei- und Mehrkindehen der Probandinnen nach Eheschließungsjahrfünften geordnet.

Eheschließungsjahr	Einkindehen in %	Zweikindehen in %	Dreikindehen in %	Mehrkindehen in %	Zahl der Ehen
1885—1889	—	—	—	100	2
1890—1894	—	28,57	21,43	50	14
1895—1899	20	26,67	20	33,33	15
1900—1904	15,38	34,62	30,77	19,23	26
1905—1909	20	46,67	13,33	20	15
1910—1914	25	50	10	15	20
1915—1919	—	100	—	—	3
1920	50	—	50	—	2

Betrachten wir die Tabelle 30, so sehen wir, daß eine deutliche Verschiebung in den Fruchtbarkeitsverhältnissen der Probanden- und Probandinnen-Ehen eintritt. Von 1890 als Eheschließungsjahr gerechnet bis 1915 nehmen die Drei-, Vier- und Mehrkindehen ab und die Ein- und Zweikindehen zu. *Daß dieses kein zufälliges Ergebnis ist, sondern eine systematische bisher unaufhaltsam zum Fortschreiten neigende Bedrohung unserer Ausleseschichten, sei hier mit aller Eindringlichkeit hervorgehoben.*

Auch andere Untersucher kommen zu denselben Ergebnissen. *Astel* und *Weber* konnten die gleichen traurigen Beweise bei ihren Fortpflanzungsuntersuchungen an 14 000 Handwerksmeistern und selbständigen Handwerkern bringen. Dort finden wir auch fast in allen Punkten Werte und Daten, die sich mit unseren Untersuchungsergebnissen in Bezug auf die Fortpflanzungsverhältnisse decken. *Astel* und *Weber* fanden als durchschnittliches Heiratsalter ihrer Handwerksmeister 26,2 Jahre, wir 26,12 Jahre. In denselben Untersuchungen wurde festgestellt, daß die Handwerksmeister von 1900—1932 ihr Heiratsalter von 25,1 Jahre auf 26,4 Jahre im Durchschnitt verschoben. Nach der Machtübernahme 1933—1936 jedoch beträgt das Eheschließungsalter der Handwerksmeister im Durchschnitt bereits 27,2 Jahre. Die Ehen werden also nach *Astel* und *Weber* von den Handwerksmeistern im Durchschnitt 2 Jahre später geschlossen als um das Jahr 1900.

Astel und *Weber* kommen bei ihren Untersuchungen an Handwerksmeistern und selbständigen Handwerkern ebenfalls zu Feststellungen, die unsere im ersten Teil der Arbeit und im ersten Kapitel des zweiten Teils angeführten Überlegungen über *biologische Auslesevorgänge* bei unseren Werkmeistern unterstreichen. In Bezug auf die *Kinderlosigkeit* stellen *Astel* und *Weber* z. B. fest, daß bei ihren Handwerksmeistern und selbständigen Handwerkern die Kinderlosigkeit am häufigsten bei den Friseuren, am seltensten bei den Schmieden anzutreffen ist. Von den Schmieden wird ebendort festgestellt, daß sie auch die kleinste Zahl der Ledigen aller Berufsgruppen der Handwerker stellen. Aus den Schmieden, Schmiedemeistern und deren Nachkommen rekrutiert sich aber ein

Tabelle 31. Prozentuale Häufigkeit der Kein-, Ein-, Zwei-, Drei- und Mehrkindehen in den zweiten und Mehrehen.

Eheschließungsjahr	Kinderlose Ehen in %	Einkindehen in %	Zweikindehen in %	Dreikindehen in %	Mehrkindehen in %	Zahl der Ehen
1900—1904	33,33	—	33,33	33,33	—	3
1905—1909	100	—	—	—	—	1
1910—1914	—	100	—	—	—	1
1915—1919	100	—	—	—	—	1
1920—1924	25	50	—	—	25	4
1925—1929	100	—	—	—	—	4
1930—1934	100	—	—	—	—	3
1935—1939	100	—	—	—	—	1

beträchtlicher Teil unserer Probanden. *Von den ledigen Handwerksmeistern* fanden *Astel* und *Weber* ebenfalls *bei den Schlossern* einen ihrer *niedrigsten Werte in Prozenten aller Handwerksmeister.* Auch die Schlosser stellen ein großes Kontingent des Werkmeisternachwuchses.

Die Tabelle 31 zeigt die Verhältnisse der Fruchtbarkeit der Mehrehen der Probanden und die Verteilung der Kinder auf die Eheschließungsjahre. Auffällig ist auch hier, daß 8 von 18 über 45 Jahre alte Mehrehefrauen, das sind alle Mehrehen nach 1925, überhaupt kinderlos blieben. Jedoch ist die Bezugsziffer für die Mehrehen zu klein, als daß wir weitere Schlüsse hieraus zu ziehen berechtigt wären. Wie sich das Durchschnittsalter der Probandinnen bei der ersten und letzten Geburt verschob, zeigt uns die Tabelle 32, die uns zugleich einen Überblick über den Geburtenhundertsatz nach Ehejahrfünften gibt.

Tabelle 32. Geburtenhundertsatz nach Ehejahrfünften.

Jahre der Eheschließung	Durchschnittsalter bei der ersten Geburt in Jahren	Vorehelich geboren in %	1. Ehejahrfünft in %	2. Ehejahrfünft in %	3. Ehejahrfünft in %	4. Ehejahrfünft in %	Durchschnittsalter bei der letzten Geburt in Jahren	Zahl der Ehen
1885—1889	26	—	27,27	45,46	27,27	—	36	2
1890—1894	23,9	3,28	59,02	18,03	13,11	6,56	32	14
1895—1899	24,5	9,75	53,66	21,95	12,20	2,44	30,4	15
1900—1904	24,5	19,18	57,53	19,18	4,11	—	30,4	26
1905—1909	24,6	10,81	75,68	2,70	8,11	2,70	30,6	15
1910—1914	24,7	8,89	60,00	22,22	6,67	2,22	30,6	20
1915—1919	30,3	—	100	—	—	—	31,7	3
1920	31,5	—	75,00	25,00	—	—	34	2

Wir werten hier nur die Jahre von 1890—1915 aus. In den Eheschließungsjahren 1885—1889 und 1915—1920 ist die Zahl der geschlossenen Ehen zu gering, als daß ihre Geburtsverhältnisse in Betracht gezogen werden können. Aus der Tabelle 32 ist gleichzeitig die zahlenmäßige Beteiligung der einzelnen Ehen in den verschiedenen Jahrfünften zu sehen. Wir beobachten, daß das *Durchschnittsalter der Pro-*

Tabelle 33. Geburtenhundertsatz

Jahre der Eheschließung	Ehe-									
	0	1	2	3	4	5	6	7	8	9
1885—1889	—	9,09	—	9,09	9,09	—	9,09	0,09	—	18,18
1890—1894	3,28	19,67	13,11	9,83	9,83	6,56	4,92	6,56	3,28	1,64
1895—1899	9,75	21,95	14,64	9,75	4,88	2,44	2,44	9,75	2,44	2,44
1900—1904	19,18	27,40	13,70	12,32	2,74	1,37	8,22	1,37	4,11	1,37
1905—1909	10,81	32,43	16,22	5,41	8,11	13,51	—	—	—	2,70
1910—1914	8,89	31,12	4,44	8,89	6,67	8,89	8,89	4,44	—	6,67
1915—1919	—	40,00	40,00	—	20,00	—	—	—	—	—
1920	—	25,00	—	25,00	—	25,00	—	—	25,00	—

bandinnen bei der ersten Geburt steigt, und zwar von 23,9 auf 24,7 Jahre (1890 bis 1914). *Das Durchschnittsalter der Probandinnen bei der letzten Geburt jedoch sinkt von 32 Jahre auf 30,6 Jahre.* Es ergibt sich somit eine weitere Einengung der Fortpflanzungsperiode bei unserern Probandinnen von 2,2 Jahren. Auch *Astel* und *Weber* stellten ein Ansteigen des durchschnittlichen Heiratsalters der Frauen von vor 1900—1936 fest.

Die Kurve der vorehelich Geborenen steigt von 3,28% 1890 auf 19,18% um 1904 und sinkt dann bis zu den 1915 geschlossenen Ehen auf 8,89% herab. Die *Geburtenhäufigkeit* im 3. und 4. Ehejahrfünft fällt von 1890 bis 1914 im 3. Ehejahrfünft von 13,11% auf 6,67% und im 4. Ehejahrfünft von 6,56% auf 2,22%.

Auch aus der Tabelle 33 ist deutlich ersichtlich, wie sich das Schwergewicht der Fruchtbarkeit immer mehr in die ersten Ehejahre zusammendrängt. Über alle diese Dinge, welche die Fruchtbarkeit auch gerade der handwerklichen Auslesebevölkerung beleuchten, finden wir sehr viel Material bei *Astel* und *Weber* und bei *Burgdörfer,* auf deren Arbeiten in diesem Zusammenhang nachdrücklichst verwiesen sei. Wir kommen später an einem größeren Material gelegentlich der Besprechung der Fortpflanzungsverhältnisse bei den Probanden- und Probandinnen-Geschwistern wieder auf diese Dinge eingehend zurück. *Jedoch hielten wir es für angebracht, bei der Wichtigkeit der Fortpflanzungsprobleme für unsere nationalsozialistische Bevölkerungspolitik auch bereits jetzt auf diese einzugehen.*

10. Anthropologische Daten bei den Probandinnen.

Auch bei unseren Probandinnen haben wir wieder einige Daten *anthropologischer* Natur festgehalten und zugleich mit denjenigen, die wir bei den Probanden fanden, gemeinsam mit den Befunden bei den Mehrehen in der folgenden Tabelle zusammengestellt.

Wir fanden 3% (11%) unserer Probandinnen, die wir als kleinwüchsig bezeichnen müssen, 45% (61%) mittelwüchsige und 52% (28%) hochwüchsige Probandinnen. Berücksichtigt ist hierbei bereits die für das männliche und weibliche Geschlecht unterschiedliche Normierung der nach Ehejahren.

jahre										Zahl der Lebend-geburten
10	11	12	13	14	15	16	17	18	19	
9,09	18,18	—	9,09	—	—	—	—	—	—	11
1,64	3,28	3,28	1,64	1,64	3,28	1,64	3,28	—	1,64	61
4,88	2,44	4,88	4,88	—	—	—	2,44	—	—	41
4,11	2,74	—	—	1,37	—	—	—	—	—	73
—	—	5,41	2,70	—	—	—	—	2,70	—	37
2,22	2,22	2,22	2,22	—	—	—	—	2,22	—	45
—	—	—	—	—	—	—	—	—	—	5
—	—	—	—	—	—	—	—	—	—	4

Tabelle 34. Anthropologische Daten bei den Probandinnen der ersten und zweiten Ehe der Probanden.

	Wuchs			Leibesumfang			Knochenbau	
	klein 152—162 in %	mittel 162—172 in %	hoch 174—188 in %	schlank in %	mittel in %	dick in %	grob in %	fein in %
P♂ B.-Z. 100	11	61	28	40	60	0	75	25
	klein 138—150	mittel 152—160	hoch 162—178					
P♀ᴵ B.-Z. 96	3	45	52	29	63	8	49	51
P♀ᴵᴵ B.-Z. 6	—	50	50	33	67	0	17	83

	Haarfarbe					Rechtshänder	Linkshänder	Beidhänder
	blond	braun	schwarz	rot				
P♂ B.-Z. 100	61	26	12	1		91	2	7
P♀ᴵ B.-Z. 95	47	37	14	2	B.-Z. 100	97	—	3
P♀ᴵᴵ B.-Z. 6	33	67	—	—		100	—	—

3 Wuchseinheiten. Wir finden bei den Probandinnen weniger Kleinwüchsige, weniger Mittelwüchsige, jedoch fast doppelt soviel Hochwüchsige als bei den Probanden. In Bezug auf den den Größenverhältnissen der Probandinnen angepaßten Vergleich des Leibesumfanges beobachteten wir 29% (40%) schlanke, 63% (60%) mittelstarke und 8% (0%) starke Personen. Wir hatten also kurz gesagt, mehr starke als schlanke Personen unter den Probandinnen im Vergleich zu den Probanden. Auch der Knochenbau der Probandinnen zeigt eine geschlechtlich gebundene Abweichung. 49% (75%) grobknochigen stehen 51% (25%) feinknochige Probandinnen gegenüber. Die Haarfarbe der Probandinnen stimmt im Durchschnitt prozentual mit Abweichungen

zwischen braun und blond fast überein mit den Feststellungen, die wir bei den Probanden machen konnten. Aus technischen Gründen nahmen wir in die Tabelle noch eine Übersicht über die Rechts-, Links- und Beidhänder auf. Es kamen unter den Probandinnen keine (2%) ausgesprochenen *Linkshänder* vor, dagegen 3% (7%) *Beidhänder*. Die Mehrzahl der Probandinnen, 97% (91%), waren *Rechtshänder*.

Die Zahlen der Mehrehen für die anthropologischen Daten und für die Händigkeit haben wir nur der Vollständigkeit wegen mit in die Tabelle aufgenommen, ohne sie wegen ihrer Kleinheit mit zu Vergleichen heranzuziehen. Unsere festgehaltenen anthropologischen Daten erheben selbstverständlich keinerlei Anspruch auf Vollständigkeit, zumal wir Indices usw. völlig unberücksichtigt lassen mußten, da eingehende anthropologische Untersuchungen ja absolut außerhalb des Rahmens unserer Arbeit lagen. Die vorstehenden Daten wurden von uns gesammelt, um gegebenenfalls in Bezug auf Körperbau und Charakter, Linkshändigkeit und Psychosen usw. von ihnen Gebrauch machen zu können. Wenn wir diese Daten am Schluß dieses Kapitels in der vorstehenden Zusammenstellung brachten, so taten wir das hauptsächlich aus dem Grunde, um ihre weitere Verwertung zu Vergleichszwecken für anthropologische Arbeiten zu ermöglichen.

Zusammenfassung.

Es wurde in diesem Kapitel über 106 (119) Probandinnen und Zweitprobandinnen berichtet [1]. Alle Personen wurden persönlich aufgesucht und nach dem im ersten Teil beschriebenen Modus bearbeitet. Bei allen Fragegebieten wurden die rassenhygienischen Belange in besonderer Weise berücksichtigt. Es wurde in diesem Kapitel besonders auch die Frage diskutiert, ob sich die Probanden Ehefrauen gewählt haben, die sich der durch die Ausleseeigenschaften der Probanden bedingten Forderung nach einem soziologisch und biologisch gleichwertigen Partner anpassen. Auf die Bedeutung der Beantwortung dieser Frage für den Probanden-Nachwuchs wurde hingewiesen.

A. Psychiatrische und neurologische Ergebnisse.

1. Der Altersaufbau unserer Probandinnen ist bei einem Durchschnittsalter von 54 Jahren so, daß auch hier alle wesentlichen psychiatrischen Fragen behandelt werden konnten.

2. Psychiatrische und andere Erbleiden, die dem Sterilisationsgesetz unterliegen, fanden wir auch bei unseren Probandinnen nicht.

3. Auf die Bedeutung und Festhaltung weniger ins Auge springender Merkmale und Symptome unter Berücksichtigung auch somatischer Verhältnisse am Rande psychiatrischen Geschehens wurde verwiesen.

---

[1] Der kasuistische Nachweis und das Literaturverzeichnis findet sich am Schluß der zweiten Mitteilung, in welcher die Nachkommen der Probanden und Probandinnen, die Probanden-Kinder, behandelt werden.

4. Es wurde nach neuen Gesichtspunkten (vgl. A 3) von „nervösen Beschwerden und Störungen aller Art" ausgehend, die Erfassung neurologischer und psychiatrischer Erkrankungen und Auffälligkeiten demonstriert. Einzelergebnisse finden sich auf S. 86—96 dieses Kapitels.

5. Organische Erkrankungen des Nervensystems mit psychischen Störungen:

a) Lues cerebri 2,3%, bei den Probanden 0%.

b) Arteriosclerosis cerebri 2%, bei den Probanden 3%.

c) Paralysis agitans fanden wir bei den Probandinnen nicht, bei den Probanden 2%.

Bei den Probandinnen fanden wir außerdem:

d) Hirntumor 1%.

e) Chorea minor 1%.

6. Psychisch und charakterlich Auffällige: 11%, bei den Probanden 9%.

7. Kriminelle, bei den Probanden zu 1%, fanden wir bei den Probandinnen nicht.

8. Bettnässen trat bei den Probandinnen nicht auf, bei den Probanden zu 4%.

9. Nachtwandeln: bei Probanden und Probandinnen zu je 1%.

10. Suicid, Suicidversuche und Suicidneigung: bei den Probanden 1%, bei den Probandinnen 3%.

11. Paralysis agitans bei den Probanden 2%, bei den Probandinnen nicht.

12. Unter den psychisch und charakterlich Auffälligen finden wir 66,66% unserer geschiedenen Probandinnen (4 von 6).

13. Die gleichzeitige Sippenbelastung mit psychiatrischen Erkrankungen und Tuberkulose wurde an Hand eines Stammbaumes demonstriert.

B. Allgemein medizinische Ergebnisse.

1. Das Durchschnittsalter der lebend aus der Beobachtung ausgeschiedenen Probandinnen beträgt 57 Jahre. Sie waren somit im Durchschnitt 4 Jahre jünger als die Probanden.

2. Das Durchschnittsalter der tot aus der Beobachtung ausgeschiedenen Probandinnen beträgt 51, das der Probanden 65 Jahre.

3. Das Durchschnittsalter der lebend und gestorben aus der Beobachtung ausgeschiedenen Probandinnen beträgt 54, das der Probanden 63 Jahre.

4. 23 Probandinnen waren bei Abschluß der Arbeit bereits verstorben. Die häufigsten Todesursachen waren a) Carcinom 4% (3%), b) Herzkrankheiten 4% (3%), c) Lungentuberkulose 3% (1%) auf alle Probandinnen bezogen. Auf alle Todesfälle bezogen ergeben sich für Carcinom 17,4%, für Herzkrankheiten 17,4% und für Tuberkulose 13%. Wir stellten somit bei den Probandinnen eine stärkere Belastung mit Lungentuberkulose als bei den Probanden fest.

5. Scharlach und Diphtherie fanden wir sowohl bei den Probanden als auch bei den Probandinnen mehr als doppelt soviel als in den Durchschnittsuntersuchungen *Schröders* angegeben.

6. Geringere Prozentzahlen als bei den Probanden beobachteten wir bei den Probandinnen bei folgenden Erkrankungen: a) Infektionskrankheiten (schwere Anginen 1,9% : 5%) und Polyarthritis (2,8% : 6%), b) Muskelrheumatismus 6,6% : 12%, c) Ischias 2% : 7%, d) Ulcus ventriculi 1,9% : 4%, e) Gastritis chronica 0% : 2%, f) erworbene Schwerhörigkeit 1,9% : 8%, g) Leistenbrüche 0,9% : 17%, h) Unfälle 4,7% : 15%.

Vorstehende Erkrankungen fassen wir als Berufserkrankungen der Probanden auf.

7. Erhöhtes Befallensein der Probandinnen zeigte sich bei folgenden Erkrankungen: a) Cholecystitis 3,8% : 1%, b) Cholelithiasis 1,9% : 1%, c) Kropf 13,2% : 4%, d) Diabetes 5,7% : 2%, e) Neoplasmen fanden wir bei den Probandinnen wegen der hinzutretenden gynäkologischen Erkrankungen mehr als bei den Probanden.

8. Sonstige wesentliche Abweichungen fanden wir bei unseren allgemein medizinischen Erkrankungen weder in Bezug auf die Probanden noch auf das übrige uns zur Verfügung stehende Vergleichsmaterial.

C. Soziologische Feststellungen.

1. 73% der Probandinnen hatten einen Beruf erlernt, 27% nicht. 26% der Probandinnen waren nach der Ehe nicht mehr berufstätig. Die Berufswahl wurde in der Hauptsache von hauswirtschaftlichen Interessen gelenkt.

2. Die Probandinnen gehörten, ebenso wie die Probanden, fast zu gleichen Prozentsätzen der katholischen und evangelischen Konfession an (katholisch 80%, evangelisch 20%).

3. Der Prozentsatz der unehelich Geborenen unter unseren ehelich Geborenen entspricht dem Prozentsatz der unehelich Geborenen einer Durchschnittsbevölkerung, die von 1876—1880 geboren ist.

4. *Eine wesentlich geringere handwerkliche Begabung der Probandinnen-Väter gegenüber den Probanden-Vätern konnte festgestellt werden. In Sonderheit war die prozentuale Beteiligung der Väter der Probandinnen am Metallhandwerk und am Meisterstande wesentlich geringer als bei den Probanden-Vätern.*

5. Auf die Bedeutung des Metallhandwerkers im biologischen Auslesegeschehen der Handwerker überhaupt wurde, auch im Vergleich zu anderen Arbeiten, hingewiesen.

6. *Das Gesamtniveau der nichthandwerklichen Berufe der Eltern der Probandinnen war niedriger als das Gesamtniveau der nichthandwerklichen Berufe der Probanden-Väter.*

7. Die wirtschaftlichen Verhältnisse als Kriterium der Leistung ergeben ebenfalls eine tiefere Stellung der Probandinnen-Eltern im Verhältnis zu den Probanden-Eltern.

8. Bei den Mehrehen zeigen die Probanden in bezug auf ihre Probandinnenwahl die Tendenz in wirtschaftlich bessere, niveaugesteigerte, ihrem Auslesegrad mehr angepaßte Verhältnisse aufzusteigen.

9. Der enge Zusammenhang soziologischer und biologischer Fragen in Bezug auf Auslesevorgänge wurde unterstrichen.

10. Auf die alten Zunftgesetze und Bräuche im Interesse nötiger rassenhygienischer Maßnahmen wurde verwiesen.

D. Bevölkerungspolitische Feststellungen.

1. *Die durchschnittliche Zahl lebendgeborener Kinder der fruchtbaren Erstehen beträgt 2,92.*

2. *Lebendgeborene Nachkommen der 100 Werkmeister aus fruchtbaren ersten und zweiten Ehen fanden wir 305 = 3,05 pro Proband.*

3. Zu den Nachkommen der 100 Probanden und 106 Probandinnen wären noch hinzuzuzählen 3 illegitime Nachkommen der Probanden, 12 illegitime Nachkommen der ersten Ehefrauen und 1 illegitimer Nachkomme der zweiten Ehefrauen, so daß sich insgesamt 321 Nachkommen ergeben.

4. Die meisten unserer Probandinnen-Ehen waren Zweikindehen, dann folgen die Mehrkindehen, die Dreikindehen und als geringste die Einkindehen (Tabelle 29).

5. Die Drei- und Mehrkindehen nehmen von 1890—1915 zusehends ab, während die Ein- und Zweikindehen in dem gleichen Zeitraum zunehmen.

6. Das Eheschließungsalter sowohl der Probandinnen als auch der Probanden steigt.

7. Der Wert der Frühehe und Erstehe gegenüber der Spät-, Zweit- und Mehrehe wurde demonstriert. *Es wurde in Sonderheit darauf hingewiesen, daß durch das höhere Heiratsalter der Frauen und durch das willkürliche Herabsetzen des durchschnittlichen Alters der Frauen bei der letzten Geburt ein großer Verlust wertvollen Nachwuchses eintritt.*

Im Vorstehenden wurde festgestellt, daß die erbbiologischen Verhältnisse der Probandinnen insgesamt ein niedrigeres Niveau als die der Probanden aufweisen. *Es wird somit die anfangs gestellte Frage, ob sich die Probanden im Durchschnitt Ehefrauen gewählt haben, die sich der, durch die Ausleseeigenschaften der Probanden bedingten, Forderung nach einem soziologisch und biologisch gleichwertigen Partner anpassen, verneint.*

Aufnahmebedingungen.

I. Sachliche Anforderungen.

1. Der Inhalt der Arbeit muß dem Gebiet der Zeitschrift angehören.

2. Die Arbeit muß wissenschaftlich wertvoll sein und Neues bringen. Bloße Bestätigungen bereits anerkannter Befunde können, wenn überhaupt, nur in kürzester Form aufgenommen werden. Dasselbe gilt von Versuchen und Beobachtungen, die ein positives Resultat nicht ergeben haben. Arbeiten rein referierenden Inhalts werden abgelehnt, vorläufige Mitteilungen nur ausnahmsweise aufgenommen. Polemiken sind zu vermeiden, kurze Richtigstellung der Tatbestände ist zulässig. Aufsätze spekulativen Inhalts sind nur dann geeignet, wenn sie durch neue Gesichtspunkte die Forschung anregen.

II. Formelle Anforderungen.

1. Das Manuskript muß leicht leserlich geschrieben sein. Die Abbildungsvorlagen sind auf besonderen Blättern einzuliefern. Diktierte Arbeiten bedürfen der stilistischen Durcharbeitung zwecks Vermeidung von weitschweifiger und unsorgfältiger Darstellung. Absätze sind nur zulässig, wenn sie neue Gedankengänge bezeichnen.

2. Die Arbeiten müssen *kurz* und in gutem Deutsch geschrieben sein. Ausführliche historische Einleitungen sind zu vermeiden. Die Fragestellung kann durch wenige Sätze klargelegt werden. Der Anschluß an frühere Behandlungen des Themas ist durch Hinweis auf die letzten Literaturzusammenstellungen (in Monographien, „Ergebnissen", Handbüchern) herzustellen.

3. Der Weg, auf dem die Resultate gewonnen wurden, muß klar erkennbar sein; jedoch hat eine ausführliche Darstellung der Methodik nur dann Wert, wenn sie wesentlich Neues enthält.

4. Jeder Arbeit ist eine kurze Zusammenstellung (höchstens 1 Seite) der wesentlichen Ergebnisse anzufügen, hingegen können besondere Inhaltsverzeichnisse für einzelne Arbeiten nicht abgedruckt werden.

5. Von jeder Versuchsart bzw. jedem Tatsachenbestand ist in der Regel nur *ein* Protokoll (Krankengeschichte, Sektionsbericht, Versuch) im Telegrammstil als Beispiel in knappster Form mitzuteilen. Das übrige Beweismaterial kann im Text oder, wenn dies nicht zu umgehen ist, in Tabellenform gebracht werden; dabei müssen aber umfangreiche tabellarische Zusammenstellungen unbedingt vermieden werden [1].

6. Die Abbildungen sind auf das Notwendigste zu beschränken. Entscheidend für die Frage, ob Bild oder Text, ist im Zweifelsfall die Platzersparnis. Kurze, aber erschöpfende Figurenunterschrift erübrigt nochmalige Beschreibung im Text. Für jede Versuchsart, jede Krankenbeschreibung, jedes Präparat ist nur *ein* gleichartiges Bild, Kurve u. ä. zulässig. Unzulässig ist die *doppelte* Darstellung in Tabelle *und* Kurve. *Farbige* Bilder können nur in seltenen Ausnahmefällen Aufnahme finden, auch wenn sie wichtig sind. Didaktische Gesichtspunkte bleiben hierbei außer Betracht, da die Aufsätze in den Archiven nicht von Anfängern gelesen werden.

7. Literaturangaben, die nur im Text berücksichtigte Arbeiten enthalten dürfen, erfolgen ohne Titel der Arbeit nur mit Band-, Seiten-, Jahreszahl. Titelangabe nur bei Büchern.

8. Die Beschreibung von Methodik, Protokollen und anderen weniger wichtigen Teilen ist für *Kleindruck* vorzumerken. Die Lesbarkeit des Wesentlichen wird hierdurch gehoben.

9. Das Zerlegen einer Arbeit in mehrere Mitteilungen zwecks Erweckung des Anscheins größerer Kürze ist unzulässig.

10. Doppeltitel sind aus bibliographischen Gründen unerwünscht. Das gilt insbesondere, wenn die Autoren in Ober- und Untertitel einer Arbeit nicht die gleichen sind.

11. An *Dissertationen,* soweit deren Aufnahme überhaupt zulässig erscheint, werden nach Form und Inhalt dieselben Anforderungen gestellt wie an andere Arbeiten. Danksagungen an Institutsleiter, Dozenten usw. werden nicht abgedruckt. Zulässig hingegen sind einzeilige Fußnoten mit der Mitteilung, wer die Arbeit angeregt und geleitet oder wer die Mittel dazu gegeben hat. *Festschriften, Habilitationsschriften* und *Monographien* gehören nicht in den Rahmen einer Zeitschrift.

---

[1] Es wird empfohlen, durch eine Fußnote darauf hinzuweisen, in welchem Institut das gesamte Beweismaterial eingesehen oder angefordert werden kann.